Dʳ PH. MARCOMBES

De l'Enlèvement

des Immondices Urbaines

dans ses rapports avec

l'Hygiène publique.

LYON. — IMP. A. REY

DE L'ENLÈVEMENT

DES

IMMONDICES URBAINES

DANS SES RAPPORTS AVEC

L'HYGIÈNE PUBLIQUE

DE L'ENLÈVEMENT

DES

IMMONDICES URBAINES

DANS SES RAPPORTS AVEC

L'HYGIÈNE PUBLIQUE

PAR

Le Dr P. MARCOMBES

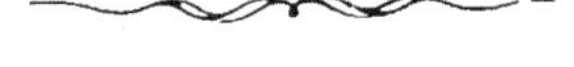

LYON

A. REY, IMPRIMEUR-ÉDITEUR DE L'UNIVERSITÉ

4, RUE GENTIL, 4

1899

A MA MÈRE, A MON PÈRE

A MON FRÈRE

*Je dédie ces quelques pages
Comme témoignage de ma reconnaissance
et de ma profonde affection.*

Ce modeste travail marque la fin de nos études médicales.

A tous ceux qui nous ont témoigné de la sympathie et de l'intérêt, nous adressons nos sentiments de profonde gratitude.

Pendant notre séjour à Lyon, et plus spécialement pendant ces trois dernières années passées à l'École du Service de santé militaire, nous avons contracté de nombreuses dettes de reconnaissance envers tous ceux qui se sont occupés de notre éducation médicale.

Nous prions nos maîtres et nos chefs de recevoir ici l'hommage de notre respect.

M. le Médecin inspecteur Kelsch, et M. le Médecin principal de 1re classe Pierrot ont fait preuve à notre égard d'une constante bienveillance ; à eux s'adresse aussi une grande part de nos remerciements.

A. M. le Professeur agrégé G. Roux, directeur du Bureau municipal d'hygiène de la ville de Lyon revient l'idée première de ce travail.

Il nous a toujours accueilli avec une très grande amabilité, ne nous a pas ménagé les conseils de sa haute expérience, et nous a prodigué sans cesse les témoignages de sa bienveillante sympathie.

Nous sommes heureux de lui exprimer publiquement toute notre reconnaissance.

M. le Professeur Lépine a bien voulu prendre ce modeste travail sous le patronage de sa hauteautorité, en acceptant la présidence de notre thèse ; nous le prions d'agréer nos plus vifs remerciements et de croire qu'un tel honneur sera la meilleure récompense de nos peines.

Pendant ces trois années de vie commune, nos camarades d'École, et plus spécialement nos camarades de promotion nous ont donné de nombreuses marques de sympathie : qu'ils reçoivent ici le témoignage de notre estime et l'assurance de notre dévouement.

P. M.

INTRODUCTION

La question de l'enlèvement et de la destruction des immondices urbaines est certainement toute d'actualité.

Les municipalités, ingénieurs des grandes villes et hygiénistes s'en sont du reste toujours beaucoup occupés; car elle tient une des premières places dans la série des problèmes soulevés par l'étude de l'assainissement des cités.

« Le nettoyage des maisons suppose apparemment le nettoyage de la rue. Tout n'est pas fini quand on a tant bien que mal évacué les ordures élaborées à domicile, ce qu'on pourrait appeler les ordures privées. Il reste à évacuer également les ordures publiques, continuellement déversées par la grouillante effervescence de plus de deux millions d'hommes sur le pavé du peuple de Paris, qu'elles ne tarderaient pas à métamorphoser en un cloaque immonde, si le balai municipal n'y mettait pas régulièrement le holà.

« C'est la question des gadoues, des ordures ménagères qui ne vont pas à l'égout, la question des horreurs de la rue, une question tout à fait distincte de la question des eaux vannes, des excreta, des déjections humaines.

« Certes, depuis quelques années, le nettoyage des voies publiques est en progrès, surtout au point de vue de la promptitude de l'enlèvement. Mais le mode de transport, ces tombereaux ouverts, vastes poubelles[1] roulantes, promenant leur infect et répugnant contenu sous le nez des passants, n'y a-t-il pas là quelque chose de barbare qui choque, en vérité, au cœur d'une ville dont on prétend faire le rendez-vous des élégances cosmopolites[2]. »

Cette description, faite il y a quelques jours à peine, met au point et bien en évidence les défectuosités du service de l'enlèvement des immondices, tel qu'il se fait à Paris, tant au point de vue de la propreté des rues que des inconvénients directs et immédiats à laisser persister cet état de choses.

Comme on peut bien le penser, ce n'est pas un fait particulier à Paris. A Lyon, les défectuosités, pour ne pas dire plus, de ce service sont connues de tous.

Nous constaterons, du reste par la suite, sinon avec satisfaction, du moins avec soulagement, qu'il en est de même dans toutes les grandes agglomérations urbaines.

Cela ne nous doit guère étonner; car très simple en apparence et paraissant devoir être théoriquement facilement résolu, le problème de l'enlèvement des ordures ménagères ou, de façon plus générale, des gadoues dans

---

[1] Nous emploierons assez souvent dans ce travail le nom de poubelle pour désigner la boîte ou caisse à ordures. Ce nom, donné à ce récipient à la suite de l'arrêté de M. Poubelle, a été consacré par l'usage et est passé depuis dans le domaine public.

[2] Thomas Grimm, *Petit Journal.*

une ville de quelque importance, se trouve être en pratique, un des plus ardus.

Un rapport adressé récemment à M. le Maire de Lyon par M. le Professeur agrégé G. Roux, Directeur du Bureau municipal d'hygiène, nous a permis de nous rendre un compte exact des défectuosités de ce service à Lyon.

A l'étranger, comme en France, il existe, nous le verrons, un service d'enlèvement des immondices qui, pour les mêmes raisons, laisse fort à désirer. Il n'y a, d'ailleurs, pas de différence appréciable entre le système employé en France et celui qui fonctionne dans le plus grand nombre des grandes villes de l'Étranger.

Mais si la description, donnée plus haut pour Paris, est une description d'ingénieur ou plutôt d'amateur, ne mettant en relief que le manque de propreté ou d'esthétique, il nous semble à nous médecin, qu'il faut ajouter à ces inconvénients, en somme de minime importance au point de vue de l'hygiène publique, un danger constant sur lequel les hygiénistes doivent attirer l'attention des municipalités.

Nous voulons, en effet, dans ce travail essayer de démontrer que, par suite des défectuosités du système employé actuellement pour l'enlèvement des immondices urbaines, il existe dans la rue, au moment où fonctionne ce service, une source de contagion et de propagation des maladies infectieuses.

Et cependant, rapports des hygiénistes, revendications plus que légitimes des habitants, sont constamment adressés aux municipalités.

Raisons pécuniaires d'abord, routine et découragement ensuite, voilà l'obstacle à la réalisation d'une réforme qui s'impose.

On semble trop oublier ce principe, cependant fonda-
mental, que tout progrès en hygiène est un gain sur la mort,
et que toute dépense faite au nom de l'hygiène est une
économie.

Ce sujet d'ailleurs nous intéresse d'une façon toute particulière. Il est une petite ville, dans la grande cité, où,
par suite de l'agglomération constante, la contagion est
facile, rapide. Nous voulons parler des casernes.

Que d'épidémies en effet y sont signalées, éclatant
spontanément et n'ayant d'autre cause que la persistance
des germes dans le sol ou les poussières des locaux où
quelques années auparavant avait été observée la même
épidémie.

Là, plus que partout ailleurs, la désinfection doit être
prompte et bien faite. Tout ce qui, à la caserne, a servi au
contagieux déjà évacué sur un hôpital doit être ou détruit
ou soigneusement désinfecté, et l'on ne doit pas jeter aux
ordures, qui de là sont transportées à travers les rues,
tout ce qui peut être une source de contagion.

Monod calcule que l'on pourrait sauver 130.000 exis-
tences par an en mettant en pratique tous les progrès
faits par l'hygiène.

N'est-ce pas là un idéal vers lequel doivent tendre tous
les efforts des hygiénistes. N'est-ce pas là le but même
de l'hygiène publique, cette « science internationale par
excellence », dont la devise devrait être si chère à tous les
médecins : Eviter les maladies vaut mieux que les com-
battre.

Dans un premier chapitre, nous étudierons le mode
actuel d'enlèvement des immondices urbaines dans les
principales villes de France et à l'Etranger,

Nous examinerons, d'une façon générale dans un deuxième chapitre, les défectuosités et inconvénients de ce service.

L'enlèvement des immondices, considéré comme source de contagion et de propagation d'épidémies, fera l'objet d'un troisième chapitre.

Nous nous efforcerons ensuite de fixer les meilleures conditions dans lesquelles peut être effectué cet enlèvement avec les moyens actuels d'exécution.

Un rapide aperçu sur la destruction de ces immondices fera l'objet d'un cinquième chapitre.

Nous nous efforcerons de tirer les conclusions les plus conformes aux légitimes desiderata de l'hygiène publique.

DE L'ENLÈVEMENT

DES

IMMONDICES URBAINES

DANS SES RAPPORTS AVEC

L'HYGIÈNE PUBLIQUE

CHAPITRE PREMIER

Mode actuel d'enlèvement des immondices en France (et plus particulièrement à Lyon), en Angleterre, en Ecosse, en Belgique, en Allemagne, en Autriche, en Suède et en Finlande.

L'arrêté préfectoral du 7 mars 1884, créant la boîte à ordures ou « poubelle », fit faire en France un grand progrès à l'assainissement des villes et à l'hygiène publique. L'utilité de la boîte à ordures ménagères n'est pas à discuter.

Déposée à un endroit aéré quelconque de la maison, elle permet à tous les locataires de ne pas laisser séjourner longtemps dans leur demeure les détritus, d'autant qu'il en est de très odorants résultant de la préparation des aliments.

En 1878 déjà, il y eut à Lyon un arrêté préfectoral recommandant de jeter tous les débris ménagers d'une maison dans le même récipient étanche.

En 1886, à Lille, Lyon, Bordeaux, Marseille, le Havre, Bruxelles, Amsterdam, Londres, Glascow, Rome, Berlin, Vienne, Dresde, Munich, Saint-Pétersbourg et Moscou, on emploie les récipients à ordures ménagères.

Si nous prenons le cahier des charges de la ville de Lyon, nous voyons que l'enlèvement des immondices comprend :

« L'enlèvement des détritus, crottins, fumiers, feuilles mortes, etc., provenant du balayage des quais, cours, avenues, boulevards, places, rues, passages, ruelles ou impasses classés ou non classés comme voies publiques ;

« Celui des immondices de toute nature provenant du balayage des cours, escaliers et habitations, et déposées sur la voie publique ;

« L'enlèvement des débris et immondices provenant des marchés, des halles, des jardins de la ville, du Parc de la Tête-d'Or, des lieux d'attache des bêtes de somme et de trait, des intérieurs des hospices, casernes et bâtiments civils, à la condition que, dans chaque bâtiment, ces immondices seront réunies sur un ou deux points afin qu'elles puissent être facilement enlevées[1]. »

Et. Ferrand[2], dans le *Lyon médical* de 1885, parlant des fumiers et de leurs rapports avec les maladies infectieuses, notamment la diphtérie, se sert d'un mot bien lyonnais pour désigner ces fumiers de ville ou balayures. Il les appelle les « équevilles ».

---

[1] *Enlèvement des immondices*, ville de Lyon (cahier des charges.)

[2] Ferrand, Des fumiers, de leurs rapports avec les maladies infectieuses (*Lyon médical*, 1885).

Pour lui, les immondices comprennent, les déchets de marchés aux légumes, des halles aux poissons, les boues et surtout les balayures ou détritus recueillis dans l'intérieur de nos habitations, chambres, cuisines, allées, cours, caves, casernes, hôpitaux et coins de rue.

Suivant son exemple, nous avons fait une analyse, très succincte, il est vrai, de plusieurs de ces seaux à ordures.

Voici ce que l'on y trouve en général :

Cheveux, vieilles chaussures, laine de matelas, maïs des paillasses, sciure de bois des crachoirs, restes de lavages de carreaux, cendres, plumes, guenilles sales, os frais, intestins de volailles, de lapins, débris de vaisselles, etc.

Ferrand, poussant plus loin ses recherches y trouve également :

Poussières duveteuses recueillies sous les meubles, desquamations épithéliales diverses, etc., germes de toutes sortes « d'autant plus nombreux et redoutables que l'époque coïncide avec un temps d'épidémie ».

Nous voyons en somme que les immondices comprennent des détritus de toutes sortes, depuis les débris de cuisine jusqu'aux poussières des chambres de malades, depuis les déchets des marchés et des halles, jusqu'à des desquamations épithéliales et des germes en grande quantité.

La caisse qui renferme ces ordures est donc une chose difficile à manier, que l'on ne doit secouer et vider qu'avec de grandes précautions.

Nous allons voir comment cela se pratique en France et prendre, puisque nous l'avons sous les yeux, le système employé à Lyon comme exemple. Nous verrons du reste, par la suite, que ce service d'enlèvement des immondices fonctionne de la même façon dans la plupart des villes et soyons persuadés que les cités où ce système n'est pas employé, sont encore bien plus mal partagées.

Il existe à Lyon un « cahier des charges » résultant d'un contrat passé entre la municipalité et les adjudicataires.

Il y a six adjudicataires ayant chacun un lot ou quartier.

Chaque lot est divisé lui-même en rondes et chaque ronde est parcourue par un tombereau équipé de deux hommes.

Nous parlerons, du reste, plus en détail, des articles du cahier des charges de la ville de Lyon, lorsque nous aurons à nous occuper des améliorations possibles à apporter à ce système, sans avoir à transformer d'une façon radicale tout le matériel d'enlèvement des immondices déjà existant.

« Le service ordinaire se fait le matin (article 5) dans toutes les rues sans exception, de 7 heures à 10 heures du 1er avril au 30 septembre et de 8 heures à 11 heures du 1er octobre au 31 mars. »

Ainsi donc, les poubelles doivent être mises sur le trottoir avant l'heure indiquée, pour faciliter l'enlèvement qui doit être assez rapide.

Cette rapidité, nécessaire au bon fonctionnement du service, devrait être facilitée bien plus encore, par le maintien en bon état de toutes les voitures et par une cavalerie forte et assez nombreuse.

Nous disons devrait être facilitée, car il suffit de se promener dans les rues, connaissant l'article 13 du cahier des charges, et aux heures fixées ci-dessus, pour se rendre immédiatement compte que cet article est violé et que les entrepreneurs ne se soumettent ou à peu près pas, à une seule des clauses qui y sont contenues.

Quelle n'est cependant pas l'importance de cet article, dont voici la teneur :

ARTICLE 13. — *Matériel des entreprises.* — « Les voitures et autres moyens de transport employés par les entrepreneurs seront établis avec solidité. Ils devront être peints une fois par an et tenus en état constant de propreté.

« Ils seront disposés et chargés de telle sorte que les matières qu'on y déposera ne puissent pas se répandre sur la voie publique; une fois la ronde terminée, les voitures devront être recouvertes d'une bâche solidement attachée, afin d'empêcher le soulèvement des poussières pendant le transport des immondices au lieu de dépôt, etc. »

C'est évidemment par la violation de cet article que l'enlèvement des immondices devient une source de malpropreté et de contagion.

Mais nous étudions le mode actuel d'enlèvement; nous nous réservons dans le chapitre suivant de mettre en relief toutes les défectuosités et tous les inconvénients résultant de ce que les clauses de cet article ne sont pas rigoureusement appliquées.

Théoriquement, tout est prévu et l'on s'est même intéressé à la santé du personnel.

Nous lisons, en effet, à l'article 24 :

« L'entrepreneur sera tenu de n'employer que des ouvriers munis d'un certificat de vaccination ou de revaccination, certificat constatant que cette mesure protectrice ne remonte pas à plus de dix années. »

Tout doit donc ainsi se passer pour le mieux, dans

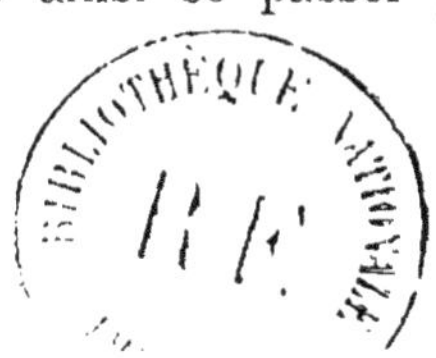

l'intérêt de la propreté de la ville, de la santé et de l'hygiène des habitants.

Les balayures, déchets organiques et autres des maisons sont placés dans une caisse ouverte, située généralement dans la cour intérieure. Le concierge la place le matin sur le trottoir et le contenu en est vidé dans des tombereaux *ad hoc* par les employés des adjudicaires.

Les balayures des rues et marchés sont placées en tas et enlevées par ces mêmes tombereaux.

Quant au reste : crottins, poussières, etc., déposé dans les rues après le balayage matinal, tout est entraîné dans les égouts au moyen d'un arrosage avec une lance et à forte pression.

Voici, à grands traits, du moins en ce qui nous concerne spécialement, esquissé l'enlèvement des immondices à Lyon.

Nous avons déjà dit que ce service fonctionnait de la même façon dans presque toutes les grandes villes de France.

Une des différences le plus fréquemment signalées, mais cependant de minime importance, consiste en ce que les hommes chargés de procéder à cet enlèvement ne sont plus des adjudicataires, mais bien des ouvriers municipaux.

Ceci, à notre avis, importe peu, car si les municipalités ont des recours peut-être plus immédiats contre les ouvriers travaillant directement sous leurs ordres, elles ont aussi, par le contrat passé avec les adjudicataires, les moyens de s'assurer un excellent service. Nous lisons, à cet effet, à l'article 14 du cahier des charges de la ville de Lyon :

« Il (l'entrepreneur) sera civilement responsable des actes de ses ouvriers et employés. L'Administration se réserve le droit d'ordonner le renvoi temporaire ou définitif des auxiliaires, employés ou ouvriers de l'entrepreneur, chaque fois qu'à l'occasion du service ils auront donné lieu à des plaintes fondées et, pour l'application de cette disposition, chaque entrepreneur devra remettre à M. l'Ingénieur chef directeur, chaque mois, une liste complète portant les noms et résidences de ses auxiliaires et les parties du service qui leur incombent. »

Nous verrons qu'en appliquant d'une façon stricte ces divers articles du cahier des charges l'on arriverait à avoir une amélioration considérable dans l'enlèvement des immondices et une diminution très notable des craintes provoquées par les défectuosités actuelles de ce service.

Voyons, dans les principales villes de France, quel est le mode actuel d'enlèvement, et notons, au passage, ce que nous trouvons de bon dans chacune d'elles.

A Roubaix, le balayage de la voie publique est à la charge des habitants, qui doivent, avant une certaine heure, déposer les ordures dans des baquets spéciaux dont le contenu est versé dans des tombereaux découverts.

Ce sont ici des ouvriers municipaux.

Au Havre, l'enlèvement des ordures ménagères s'opère comme à Lyon, par des entrepreneurs et dans des tombereaux découverts. Cette ville, reconnaissant toutes les défectuosités du système employé, a fait un effort. Elle a voulu imposer à l'entrepreneur le véhicule en tôle avec fermeture métallique.

Mais le matériel ainsi employé fut reconnu beaucoup

trop lourd. On se trouvait dans la nécessité de doubler la cavalerie. Par suite, les dépenses augmentaient dans des proportions trop considérables et l'on dut revenir aux tombereaux découverts.

Voici donc une tentative à enregistrer, tentative digne d'éloges et, malheureusement, suivie d'insuccès.

A Reims, système absolument identique à celui de Lyon.

Entrepreneurs adjudicataires et tombereaux découverts. Les autorités de cette ville déplorent vivement les défectuosités de ce *modus faciendi* et désireraient le faire cesser, mais reculent devant le surcroît de dépense.

A Rouen, comme à Lyon, entrepreneurs et tombereaux découverts. Ce sont des voitures dont on a essayé d'exiger l'étanchéité prescrite par le cahier des charges.

Défectuosités reconnues, mais supportées pour raison d'ordre budgétaire.

A Nantes, le service est assuré par des entrepreneurs et des tombereaux découverts comme à Lyon; mais le service des boites à ordures ménagères pour chaque maison ne fonctionne que depuis 1896.

Le traité expirant bientôt, la ville de Nantes s'occupe de revoir le cahier des charges et espère atténuer les imperfections actuelles, qui sont les mêmes qu'à Lyon.

Retenons ce fait, qu'elle se propose d'augmenter le nombre des tombereaux, afin d'éviter le trop plein de chacun d'eux et l'éparpillement des immondices à travers les rues de la ville. Ces tombereaux seront découverts.

L'emploi d'une toile goudronnée recouvrant la voiture après son complet chargement, tenté par l'entrepreneur, n'a pas donné de résultats pratiques satisfaisants.

A Lille, le service vient d'être réorganisé. Ce ne sont plus des entrepreneurs, mais des ouvriers municipaux qui en assurent l'exécution.

Une étude préalable des différents types de tombereaux a été faite et l'on a renoncé aux tombereaux couverts comme étant trop difficiles à manier et ayant des couvertures trop fragiles.

Deux types de voitures ont été choisis.

L'un est réservé à la collecte des boues. Les voitures sont métalliques et ressemblent absolument à celles du système Blot, employées à Paris pour l'enlèvement des matières demi-liquides.

L'autre type est spécialement destiné aux ordures ménagères.

Ce sont des tombereaux en bois, solidement construits, très profonds, très évasés, ayant la forme d'un tronc de pyramide, et leur ouverture supérieure, même en y comprenant les hausses, ne dépasse pas la hauteur des roues. Ce modèle de tombereau nous paraît des plus judicieux et est à retenir.

A Toulouse, le cahier des charges de cette ville, renferme des articles se rapportant directement à la question que nous traitons et contient d'utiles indications :

« ARTICLE 16. — Les tombereaux affectés à l'enlèvement, devront être solidement construits, étanches et constamment maintenus en bon état d'entretien et de propreté.

« Ils devront être peints une fois chaque année, dans la deuxième quinzaine de juin, ou plus souvent si cela est jugé nécessaire ; cette peinture sera de la couleur fixée par le maire.

« ARTICLE 18. — *Capacité des tombereaux.* — La capacité de la caisse des tombereaux ne sera pas inférieure à 1 mètre cube. Dans aucun cas le chargement ne devra dépasser les hausses, de façon qu'aucune matière ne puisse se répandre sur la voie publique. »

A Saint-Etienne, nous trouvons dans le cahier des charges de Saint-Etienne, au moins deux articles qui méritent, par leur précision et leur importance, d'attirer l'attention et d'être signalés ici :

« ARTICLE 14. — Les voitures employées par l'entrepreneur seront établies avec solidité. Elles seront peintes en bleu et tenues en état constant de propreté, elles seront repeintes une fois au moins dans le courant de chaque année.

« Elles seront chargées et disposées de telle sorte que les matières qu'on y déposera ne puissent point se répandre sur la voie publique....

« L'Administration pourra exiger le remplacement immédiat des tombereaux ou des chevaux qui ne rempliraient pas les conditions voulues pour assurer un bon service...

« Pour éviter, ou diminuer la production de la poussière lors du chargement des immondices, cendres et balayures, les tombereaux seront, aussitôt chargés, recouverts soit d'un couvercle en tôle, soit d'une bâche en toile fixée au moins en six endroits.

« Les hausses devront toujours dépasser les matières chargées de 10 centimètres.

« Des amendes seront appliquées toutes les fois que les tombereaux, laisseront retomber sur la voie publique les matières chargées. »

« ARTICLE 19. — Toutes les infractions aux conditions

ci-dessus stipulées qui seront constatées par les agents du
service de la voierie donneront lieu aux retenues sui-
vantes prononcées par le maire sans appel :

. . . .

« 4° Enlèvements incomplets, ordures repoussées dans les
égouts, dans les ruisseaux ou laissées dans les caisses :
6 francs par rue ou chemin ;
« 5° Pour chaque voiture reconnue sale : 25 centimes ;
« 6° Pour chaque voiture laissant tomber des matières
sur la voie publique : 1 franc. »

La ville de Saint-Etienne ne ménage décidément pas
les amendes, et nous croyons véritablement qu'il y a là
un moyen sûr de contraindre les entrepreneurs à fournir
un bon service.

A Bordeaux, l'enlèvement des détritus est fait
directement en régie par la ville, qui emploie des tombereaux découverts, les expériences tentées autrefois avec
des voitures fermées n'ayant pas donné de bons résultats.
Seulement, aussitôt le chargement total opéré, on fixe sur le
tombereau, par-dessus les immondices, une toile imper-
méable.

A Marseille, les tombereaux découverts, iden-
tiques à ceux de Lyon, sont toujours en honneur.

Désireux de faire mieux, le Conseil municipal envoya
en 1894 une délégation à Genève, pensant qu'elle y pourrait étudier un type de voiture fermée, mais la tentative
fut encore abandonnée, le système de couverture n'étant
pas rendu pratique.

A Paris, même mode d'enlèvement.

Nous devons cependant signaler quelques réformes qui
ont été opérées.

Ainsi l'on se sert, surtout pour les matières demi-liquides, d'un tombereau métallique, système Blot, très bas sur roues et très évasé.

De plus, à quelques tombereaux ordinaires en bois, on a ajusté un monte-charge, de façon que les ouvriers n'aient pas à projeter la poubelle par-dessus les hausses.

La boîte à ordures est placée sur le monte-charge par un premier ouvrier ; elle est reçue en haut et renversée dans le tombereau par un second.

Il est certain, que de cette façon, les poussières ne doivent s'élever et se répandre qu'en bien moins grande quantité, d'autant que le vent a, par le fait même, beaucoup moins de prise sur elles.

Ce système, bon en lui-même, apporte avec lui un inconvénient. Il faut une augmentation sensible de personnel. Mais à Paris, l'Administration municipale met chaque jour à la disposition de l'entrepreneur pendant la durée de l'enlèvement et pour chaque voiture soit deux hommes, soit deux hommes et une femme selon l'importance du service.

C'est là un détail qu'il convient de noter, car il est incontestable que plus le personnel sera nombreux et plus il y aura des chances pour que l'opération soit faite de façon régulière.

En résumé, dans toutes les villes de France d'une réelle importance numérique, et d'où nous avons obtenu des renseignements, l'enlèvement des ordures ménagères se pratique de façon sensiblement identique à ce qui se passe à Lyon, et partout il est fait usage de tombereaux découverts avec ou sans couverture, au moyen d'une sorte de bâche, une fois le chargement terminé.

Dans les quelques cas où les voitures fermées ont été

expérimentées, les résultats ont été si mauvais qu'on a dû renoncer immédiatement à leur emploi.

Mais nous devons ne pas trop nous attrister de ces insuccès car, tout en les déplorant, nous pouvons regarder avec soulagement ce qui se passe à l'Étranger.

Nos voisins d'Europe ne sont pas non plus exempts des défectuosités dont nous souffrons en France, mais ce que nous devons signaler, c'est que l'Angleterre a une organisation très puissante, aussi l'hygiène publique y a-t-elle fait de sensibles progrès.

En Angleterre, il existe un « règlement modèle pour le nettoiement des rues, l'enlèvement des immondices etc. ».

Chaque Administration locale doit, pour tout son district, procéder à l'enlèvement. Dans les villes, ce soin est laissé aux municipalités.

Ce règlement renferme un certain nombre de règles générales dont les plus importantes, du moins en ce qui nous occupe, visent d'une façon toute spéciale l'étanchéité et la propreté des récipients servant à contenir ou à transporter les ordures ménagères.

« Tout réservoir à ordures ménagères doit être nettoyé une fois par semaine..... Les balayures, les cendres, les immondices et autres ordures ménagères ne doivent être transportées que dans des voitures et des récipients hermétiquement clos. »

De plus, dans les localités atteintes ou menacées d'une épidémie :

« Les accumulations d'ordures ménagères, de détritus animaux ou végétaux doivent être enlevées aussi vite que possible ; les réservoirs à ordures non étanches doivent être rapidement réparés, etc. »

A Londres, l'enlèvement des immondices, du moins en ce qui concerne les ordures ménagères, n'est pas régulier.

Chaque maison possède, non plus une boîte ou baquet à ordures, mais un véritable réservoir appelé *dustbin*. Ce réservoir soit en fer, soit en maçonnerie est ordinairement placé dans une soute ad hoc sous le trottoir de la rue. La soute communique directement avec la cuisine qui, à Londres, est toujours dans le sous-sol. L'enlèvement des ordures et débris ménagers qui y sont contenus se fait à certains intervalles ou après une annonce consistant généralement en l'exposition de la lettre D à une fenêtre de la cuisine.

Quant au transport de ces immondices jusqu'au dépôt, il se fait au moyen de tombereaux à peu près du même modèle que ceux employés en France.

Dans les voies les plus fréquentées de la City, des enfants de six à quinze ans se tiennent à une certaine distance l'un de l'autre avec des pelles et des balais.

Ils se glissent avec une extrême habileté parmi les voitures et recueillent le crottin qu'ils versent ensuite dans des bornes creuses en fonte hautes de 1 mètre et fermées à la partie supérieure par un couvercle. Ces bornes sont placées de distance en distance sur le bord de la chaussée et l'enlèvement des détritus que l'on y déjette chaque jour, se fait toutes les nuits.

En temps sec, les rues sont arrosées, puis nettoyées, les petites avec un balai à main, les grandes avec un cylindre-brosse traîné par un cheval *(horse-brusch)*. Le cylindre-brosse est oblique par rapport aux roues de la voiture, de façon à balayer les immondices sur les côtés de la chaussée.

Les ordures et boues de la rue sont conduites par les mêmes tombereaux au même dépôt que les immondices ménagères.

Les chevaux employés pour ces transports en Angleterre et surtout à Londres sont d'énormes chevaux très forts que l'on appelle *chevaux-éléphants*.

Les hygiénistes et ingénieurs anglais attachent donc une très grande importance à la suppression immédiate dans des réservoirs bien étanches de toutes les immondices: poussières des maisons, balayures des cours, crottins et boues des rues.

En temps d'épidémie surtout, ils visent à la rapidité de cet enlèvement et à la parfaite étanchéité de tous les instruments destinés à transporter ces ordures. Pour cela, ils ont des lois et des peines qu'ils appliquent très sévèrement, et ils ont un matériel, tombereaux et chevaux, en excellent état.

Le réservoir à ordures *(dustbin)*, placé dans la maison et ne se vidant pas tous les jours, est-il une bonne chose ? Nous ne le croyons pas, et n'y a-t-il qu'en Angleterre et en Allemagne que ce système soit employé ?

En Ecosse, et plus particulièrement à **Edimbourg**, les principales rues sont balayées de très bon matin et toutes les boues sont enlevées avec les immondices. Dans les autres rues, le nettoiement se fait même pendant la journée.

Les ordures ménagères sont emportées tous les jours. Il

est absolument défendu d'avoir dans les maisons des réservoirs à ordures *(dustbin)* comme ceux de Londres.

On met les ordures dans un récipient qu'on place dans la rue le soir et qui est vidé le matin de bonne heure. Les immondices sont emmenées au dépôt par des tombereaux ordinaires découverts.

A Bruxelles, il existe depuis le 25 octobre 1865 une « ordonnance sur la police de la voirie » dont nous allons faire une succincte analyse. Tout propriétaire ou locataire est tenu de faire balayer tous les jours, avant 8 heures du matin en été et avant 9 heures en hiver, la moitié de la largeur de la rue devant sa maison, jardin et enclos, et de faire rassembler en tas les boues et immondices qui s'y trouvent. En temps de sécheresse le balayage doit être précédé d'un arrosage suffisant pour abattre les poussières.

Il est absolument interdit, sous peine d'amende, de jeter ou de déposer sur la voie publique des immondices, résidus de ménages, débris de poteries, verres cassés, etc., généralement toutes choses de nature à gêner la circulation ou à occasionner des exhalaisons nuisibles.

Les ouvriers de la ferme des boues enlèveront, tous les matins, les immondices et résidus des ménages que les habitants leur apporteront ou placeront devant leurs maisons dans des baquets ou paniers.

Voici, une fois de plus, proclamée la nécessité de la boîte à ordures et cela en 1865. Depuis, la poubelle a été ordonnée et est employée actuellement dans toute la Belgique.

A Bruxelles, les rues sont extrêmement propres. Elles sont d'abord arrosées pour éviter la poussière, puis ba-

layées à la main ou au moyen de balayeuses mécaniques.
Des tombereaux en tout semblables à ceux que nous connaissons et qui, nous le voyons, sont usités partout, passent
pour enlever les immondices : à 7 heures du matin du
1er octobre à fin février ; à 6 h. 30 en mars et septembre ; à 6 heures, du 1er avril au 31 août.

L'Allemagne, est « incontestablement, avec l'Angleterre, le pays où la science de l'hygiène a rencontré ses
meilleurs champions[1] ».

A Berlin, le nettoiement des rues est à la charge
de la ville et est organisé d'après le système anglais.

C'est aux propriétaires qu'incombe le soin de faire enlever de leurs cours les détritus solides et les débris
ménagers. On les recueille dans des réservoirs hermétiquement fermés que l'on vide selon les besoins comme
à Londres.

Il y a, dans les principales rues, des réservoirs placés
près des trottoirs en forme de colonnes, pour recevoir
le crottin de cheval, que l'on enlève au fur et à mesure à
l'aide d'un balai.

Les brosses mécaniques jouissent à Berlin d'une grande
faveur. On a calculé qu'une brosse fait autant d'ouvrage
que quatorze hommes, et que les frais ne se montent qu'à 1/6
de ceux du travail manuel.

Ces immondices des rues sont livrées à des entrepreneurs qui choisissent eux-mêmes les lieux de déchargement. La plus grande partie est chargée directement sur
des toues qui les transportent dans les campagnes pour
être employées comme engrais.

[1] Palmerg, *Traité d'hygiène publique.*

En Autriche, nous ne trouvons absolument rien de particulier à signaler.

A Vienne, le nettoyage se fait pendant la nuit, dans la partie centrale de la ville, au moyen de brosses mécaniques. Dans les quartiers plus éloignés, on nettoie dans la journée et à la main.

Les débris solides des maisons et des cours, ainsi que les balayures des rues sont enlevées par des tombereaux découverts comme à Lyon.

En Suède, nous trouvons, parmi les règles qui régissent l'enlèvement des immondices, un certain nombre de recommandations, en tout semblables aux articles du cahier des charges de la ville de Lyon.

Ainsi, il est dit que les ordures ménagères, les boues et ordures des rues, si leur enlèvement n'a pas lieu immédiatement, doivent être gardées dans des récipients étanches et mobiles.

Les ordures, vidanges et fumiers ne doivent pas rester longtemps dans la ville. Ceux qui sont chargés du transport de toutes ces ordures doivent employer des véhicules et des vases étanches et faire en sorte que rien ne tombe sur la route.

Enfin, recommandation pour la couverture des tombereaux, les récipients seront couverts convenablement et ne stationneront dans les endroits publics que le temps strictement nécessaire.

Nous voulons terminer cette étude rapide de l'enlèvement des immondices par le système employé à Helsingfors en Finlande, patrie de Palmberg, médecin hygiéniste provincial de cette ville, non que ce soit un système

modèle, il est au contraire bien inférieur à tous les points
de vue, mais Palmberg est l'auteur d'un *Traité d'hygiène publique* dans lequel nous avons trouvé beaucoup
de renseignements et nous voulons lui rendre cet hommage.

A Helsingfors, une ordonnance de police de 1878
enjoint de ne pas laisser accumuler les immondices en
trop grande quantité. C'est une très grande latitude lais-
sée aux habitants, « aussi dit Palmerg, remarque-t-on
dans les cours de gros tas de balayures et immondices[1] ».

On emploie des tombereaux découverts pour les transporter hors de la ville et de sa banlieue.

Voici, examiné en quelques pages, le mode actuel
d'enlèvement des immondices à Lyon, en France et à
l'Etranger.

Nous n'avons trouvé nulle part aucune différence essen-
tielle qui nous permette de reprocher à une ville ou un
pays de ne pas avoir suivi les progrès faits par la ville
ou le pays voisin.

Toutes les cités dont nous avons pu avoir quelques renseignements souffrent de cet état de choses, car toutes se
rendent un compte assez exact des inconvénients et des
défectuosités qui en résultent et que nous allons examiner
dans le chapitre suivant.

[1] Palmerg, *Traité d'hygiène publique.*

CHAPITRE II

Défectuosités et inconvénients résultant du mode actuel d'enlèvement des immondices urbaines.

Tel est le système actuellement employé pour l'enlèvement des immondices et le transport hors des villes de
toutes les ordures émanant tout aussi bien d'un hôtel, d'un
hôpital ou d'une caserne, et renfermant depuis les débris
ménagers les plus volumineux, jusqu'aux poussières les
plus ténues de chambres de malades.

Nous voulons essayer maintenant de montrer les
inconvénients énormes et, nous dirons même, les dangers
pour l'hygiène publique qu'offre un tel système, trop
heureux si, lu par quelques municipalités, ce travail leur
inspirait une crainte, cependant bien légitime, et les
décidait à faire quelques dépenses pour entreprendre une
réforme bien nécessaire.

M. le Dr du Mesnil[1], dans une description humoristique
que nous allons nous permettre de citer, donne une idée
assez exacte de la malpropreté résultant d'un tel service.

« Est-il possible, dit-il, de voir des transports plus
mal installés, plus sordidement malpropres que les tom-

---

[1] Du Mesnil, *L'nlèvement et transport des immondices et
ordures ménagères.*

bereaux dans lesquels circulent à Paris les ordures ménagères et dont la présence à la fin de leur itinéraire se dé-
cèle dans la rue, autant par la mauvaise odeur qu'ils y
répandent que par le son de la cloche qu'ils portent avec
eux.

« Leur chargement n'est pas limité, et quand ils arrivent
à la fin des itinéraires qu'ils ont à parcourir, on augmente
leur capacité, par des hausses que l'on place sur les côtés
et à travers les interstices desquelles le contenu s'échappe
et se répand sur la voie publique. »

Cette description ne s'applique-t-elle pas exactement à
ces tombereaux que l'on voit circuler tous les matins dans
les rues de Lyon et qui offrent véritablement un con-
traste trop choquant avec les beautés de cette ville ?

A notre sens, le véritable danger de ce système d'enlèvement d'immondices, indépendamment de la mauvaise
odeur que les tombereaux peuvent répandre, consiste
dans la dissémination presque constante autour d'eux, des
poussières, cendres et même de matières plus considérables.

Depuis, en effet, la chambre du malade, la salle de
l'hôpital ou la cuisine, les immondices passent par un
certain nombre de phases assez intéressantes à suivre.

Provenant d'un appartement, elles sont versées, tous
les matins, et quelquefois deux fois par jour dans la poubelle qui est le plus généralement placée dans la cour intérieure, et jointes là à ce qui provient du balayage des
escaliers et de la cour.

Le matin, aux heures fixées par le cahier des charges,
le concierge met la caisse à ordures sur le trottoir, et
alors commence cet éparpillement des poussières, source
de nos craintes et de nos récriminations.

C'est d'abord l'heure des chiffonniers, ces gens sales et mal vêtus qui viennent avec un crochet remuer toutes ces ordures pour prendre dans leur hotte ou leur sac tout ce dont ils peuvent tirer profit.

Il y a là une pratique que l'on ne devrait pas tolérer, car ils répandent autour de la poubelle un peu de son trop plein et, si l'ouvrier municipal est pressé ou en retard dans son service, il ne prendra pas la peine de balayer.

S'il fait du vent, voilà des poussières qui, mises en mouvement, s'envolent par bouffées et se répandent dans la rue.

Après les chiffonniers, c'est le tombereau collecteur : voiture très sale, très mal entretenue, roulant à peine et tirée par un mauvais cheval. Elle est très haute sur roues et déjà presque pleine.

Des hausses ont été mises qui élèvent d'autant les côtés et par suite la hauteur à laquelle il va falloir élever la poubelle, pour en déverser le contenu.

L'employé prend la boîte à ordures et, s'efforçant de l'élever à la hauteur du tombereau, il la fait basculer.

Comme l'on n'exige de cet homme ni une taille, ni une force réglementaire, il peut arriver qu'il ne lève que très difficilement la caisse à la hauteur suffisante.

Si, par malheur, on passe à ce moment-là à côté de la voiture, ou si même l'on se trouve à une certaine distance, ce sont d'atroces bouffées de cendres et de poussières, qui viennent s'engouffrer dans les yeux, les narines et la bouche.

Si l'air est agité et si le vent souffle, c'est bien pis, et l'on ne peut passer qu'en se tenant à une grande distance du véhicule.

A la fin du parcours, alors qu'il existe un véritable dôme d'immondices, les mouvements mêmes du tombereau, provoqués par un mauvais roulement sur les pavés, font que les parties les plus fines et les plus véhiculables volent de tout côté.

Elles se mêlent aux poussières venant du battage des tapis que l'on secoue également à cette heure matinale et le tout forme un ensemble compact, un véritable nuage, rentrant dans les maisons, les allées, et se répandant partout.

Voilà l'ennui, voilà la plus importante des défectuosités du service, car cette dissémination continue, commençant avec les chiffonniers, se continuant au moment de la mise en voiture puis le long du trajet par le tombereau lui-même, et se terminant enfin au dépôt, cette dissémination, disons-nous, étend au loin la malpropreté et les dangers qui en résultent pour la santé publique.

On peut se donner une idée de la quantité de poussières voltigeant dans les rues de notre ville, en jetant un coup d'œil sur les graphiques placés ci-contre, dus à l'obligeance de M. G. Roux.

Ils ont été obtenus au moyen de l'appareil enregistreur de Miquel, qui se compose essentiellement, comme tout appareil enregistreur, d'un mouvement d'horlogerie faisant tourner derrière un verre percé d'un tout petit trou, un carton enduit d'eau glycérinée.

Un appel d'air est fait au moyen d'une trompe à eau et les poussières de l'air qui se précipitent par le petit trou, viennent s'abattre sur le carton et y restent collées par la glycérine.

Cet appareil a été placé à une fenêtre du Bureau municipal d'hygiène, situé 21 rue du Bât-d'Argent, rue en somme assez fréquentée.

On peut voir par ces graphiques que, le matin comme le soir, c'est entre 6 et 9 heures que s'est produit le maximum de poussières.

Les jours où il y en a le plus (fig. 8), aussi bien que les jours où il y en a le moins (fig. 1), nous observons toujours à ces deux moments de la journée un maximum très marqué.

Cet accroissement du soir est dû certainement à la grande activité qui règne à ce moment dans les rues de notre ville et à la sortie des ateliers et usines.

La crue du matin est due au nettoyage des maisons, battage des tapis, balayage et aussi un peu aux poussières résultant de l'enlèvement des immondices.

Les graphiques 7 et 8, pris des jours de brouillard, montrent bien l'accroissement énorme des poussières, pendant ces journées malheureusement si fréquentes à Lyon.

L'on peut donc se rendre un compte assez exact de ce qui doit se passer et de la crue énorme qui doit se produire les jours de vent et particulièrement autour des tombereaux à immondices.

Mais un inconvénient, plus redoutable peut-être encore, est à signaler, et ceci se passe de préférence dans les plus grandes villes.

Les adjudicataires et employés se servent quelquefois pour accélérer le service de voitures auxiliaires.

Le plus souvent, ces voitures ne sont que d'anciens tombereaux mis de côté à la suite d'un trop long service.

Quelquefois même, l'on se sert simplement de jardi-

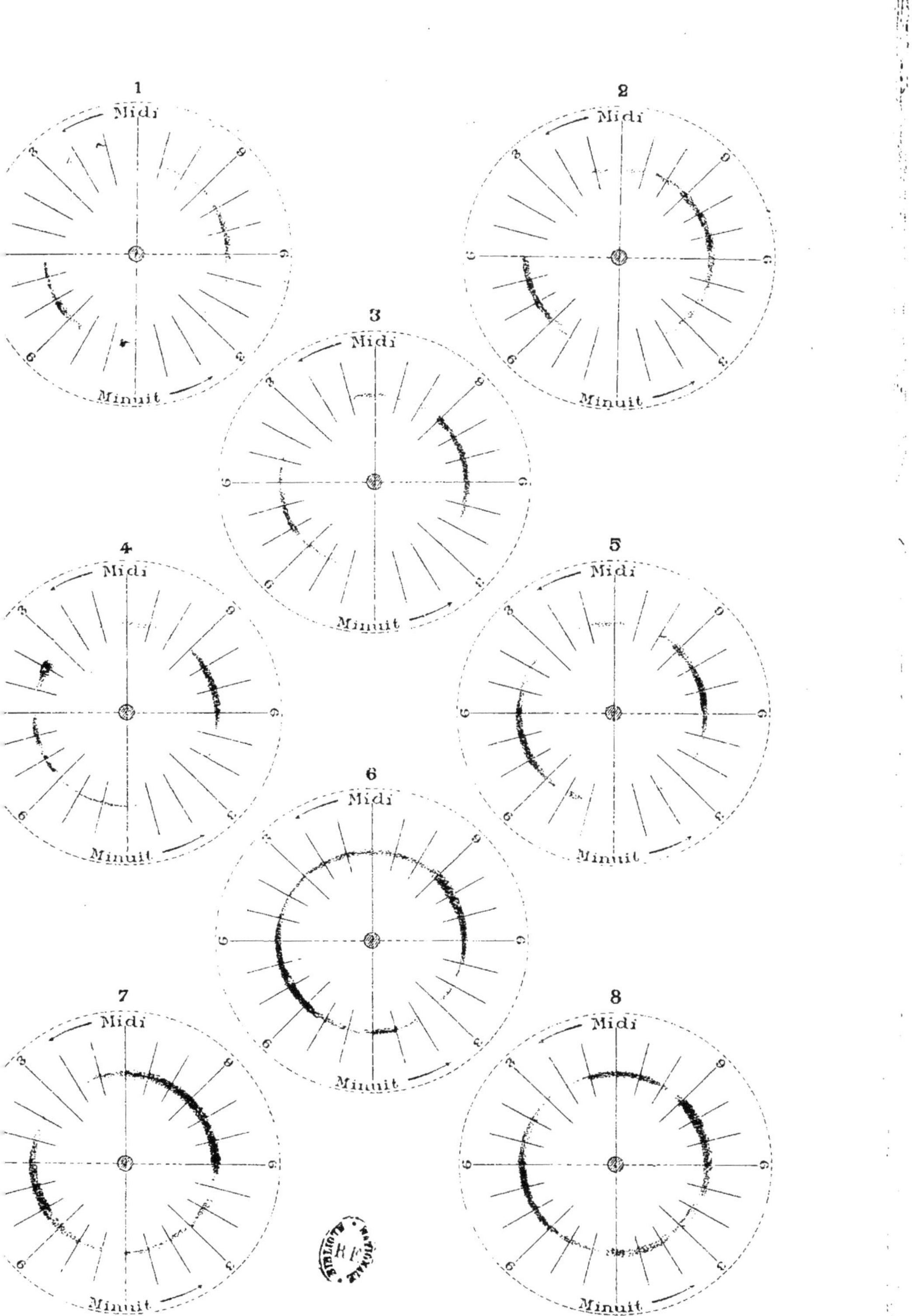
1
Midi
Minuit
2
Midi
Minuit
3
Midi
Minuit
4
Midi
Minuit
5
Midi
Minuit
6
Midi
Minuit
7
Midi
Minuit
8
Midi
Minuit

nières, voitures de maraîchers ou autres véhicules du même genre.

Ce ne sont plus de fines poussières ou des cendres qui voltigent alors autour du tombereau, ce sont des amas entiers d'immondices qui tombent le long de la voie publique et qui attendent là qu'un cantonnier plus soigneux les enlève ou en forme de petits tas qui ne seront emportés que le lendemain par les mêmes tombereaux.

J'emprunte au rapport de M. le professeur agrégé G. Roux [1] un détail très significatif à ce sujet :

« J'ai pour ma part et plusieurs fois constaté le fait suivant : Le tombereau ou voiture auxiliaire, faisant le service du quai de la Charité, arrivait en face de la porte de l'Hospice civil de ce nom, où sont accumulées chaque matin les boîtes à ordures, chargé déjà outre mesure et incapable, sans les déverser au dehors, de recevoir seulement quelques pelletées de plus. Or, comme, bon gré mal gré, il fallait que le contenu, cependant toujours très abondant des boîtes hospitalières, fût enlevé, il arrivait fatalement que quelques pas plus loin ou parfois même sur place, une partie de ce contenu glissait le long du dôme surélevé d'immondices et retournait à la rue ; ce qui est plus grave, c'est que tout cela provenait d'un hospice où il y a pas mal de contagieux et que deux ou trois fois au moins, j'ai reconnu parmi les détritus ainsi disséminés de très gros fragments de bandages plâtrés ou silicatés, des pièces de pansement, de la ouate manifestement couverte de pus, etc. »

---

[1] Rapport adressé à M. le Maire de Lyon, par M. G. Roux, directeur du Bureau municipal d'hygiène.

Voilà le danger, d'où provient-il ?

Incontestablement, la cause la plus fréquente du déversement des immondices et de leur dissémination dans une partie de leur trajet réside en l'extrême surcharge des voitures du type normal et en l'existence du cône de détritus dont le sommet dépasse toujours et de beaucoup, à la fin de chaque ronde, le rebord supérieur des hausses tolérées.

Il importe de ne pas négliger non plus le défaut d'étanchéité de la plupart des tombereaux, les trous qui parfois existent çà et là dans les parois et enfin dans l'espace libre qui subsiste dans quelques cas entre le bord supérieur des parois latérales et le bord inférieur des hausses, lorsque celles-ci n'ont pas été suffisamment enfoncées.

Mais là où la dissémination des ordures devient vraiment fantastique et opérée comme à plaisir, c'est lorsque sont mobilisées et utilisées, à titre auxiliaire, les voitures fantaisistes, ordinairement jardinières ayant des parois formées de barreaux verticaux, à claire-voie par conséquent, et une profondeur des plus insuffisantes.

Les parois sont rendues soi-disant pleines au moyen de morceaux de bois quelconque, de carton, de serpillières, de fragments de tôle ou de fer-blanc, etc., juxtaposés au hasard et constituant « un crible au travers duquel, comme le ferait de l'eau versée à l'aide d'une pomme d'arrosoir, passent et tombent des immondices variées [1] ».

Nous pouvons également considérer comme un défaut très important d'étanchéité des tombereaux l'absence de

[1] Rapport de M. G. Roux

couvercle, car, lorsqu'il y a du vent, la dissémination devient par le fait même intolérable.

Surchage des voitures, défaut d'étanchéité et emploi
de voitures non réglementaires, telles sont les causes de
la dissémination constante des immondices et plus particulièrement des poussières les plus fines.

Dissémination des poussières, voilà le danger pour
l'hygiène publique, c'est du moins ce que nous allons
essayer de démontrer.

CHAPITRE III

Comment l'enlèvement des immondices urbaines devient une source de contagion et de propagation des maladies épidémiques.

Nous venons de voir quels étaient, pour l'esthétique et la propreté des rues, les défectuosités et les inconvénients de l'enlèvement des immondices, tel qu'il se fait actuellement. Nous allons essayer de démontrer dans ce chapitre qu'il devient, ainsi opéré, un véritable danger pour l'hygiène publique.

Lorsque nous avons entrepris ce travail, nous pensions trouver dans la science et les annales de l'hygiène des cas de contagion et de propagation d'épidémies relevant directement de l'enlèvement des immondices.

Malheureusement, nous n'avons pas trouvé de faits précis à signaler. Ce ne sont toujours que des hypothèses, et comment, du reste, pourrait-il en être autrement? Nous ne voyons, à l'heure actuelle, aucun moyen sûr pour déceler d'une façon absolument certaine ce mode de contagion.

Une épidémie de fièvre typhoïde vient-elle à se déclarer dans un quartier ou une ville, immédiatement médecins et municipalités s'en prennent à l'eau et commencent recherches et analyses. D'où vient l'eau de la ville ? Le quartier est-il alimenté par un puits ?

Nous sommes à ce point de vue, et d'accord avec les Anglais, d'une hydrophobie par trop exagérée. Nous sommes tout disposés à faire de l'eau le bouc émissaire coupable de la genèse et de la propagation de toutes les maladies infectieuses.

Au cours de ces analyses, est-on parvenu à découvrir un bacille d'Eberth ou un coli, l'on est immédiatement content et rassuré, car l'on connaît la source de l'épidémie. Les puits sont fermés, des filtres sont placés et l'on est satisfait.

Cependant, l'épidémie persiste, se propage avec intensité, surtout dans les quartiers populeux et malpropres. Nous nous appliquons alors à rechercher des causes multiples et variées.

Pourquoi ne pas jeter les yeux sur un de ces tombereaux « sordidement malpropres », sur une de ces poubelles mal entretenues, sur ces déchets de maisons de typhiques qui y sont contenus et qui volent à tous les vents au moment du chargement, sur ces nuages de poussières pleins de micro-organismes et qui viennent s'abattre un peu partout : dans la bouche du passant, sur ses vêtements. Ces poussières, poussées par un vent même excessivement léger, peuvent aller très loin, rentrer dans les appartements et s'abattre sur du lait, de la viande, des pommes de terre cuites comme le reconnaît le professeur E. Pfühl [1].

N'est-ce pas là une source de contagion à laquelle il faudrait souvent penser. Nous le croyons.

[1] Pfühl, *Zeitschrift für Hygiene*, XIV, p. 1, 1893.

Et s'il n'y a que des probabilités, ne sont-elles pas assez troublantes et assez nombreuses pour tenir lieu de preuves certaines.

Au reste, l'empressement que mettent à vouloir remédier à cet état de choses les hygiénistes et municipalités prouve bien qu'il y a là quelque chose de choquant, et si nos édiles municipaux n'agissent pas au nom de l'hygiène, que ce soit au moins au nom de la propreté et d'après les conseils des médecins.

Qu'y a-t-il donc dans ces gros nuages de poussières que font tourbillonner dans les rues des grandes villes les coups de vent sec ? Ne sont-ce pas de véritables, quoique impalpables, repaires de microbes ? Miquel le croit et a constaté que les systèmes défectueux de nettoyage et d'enlèvement des poussières, actuellement en vigueur dans les principales villes de France, tendent à créer, dans de vastes agglomérations d'habitants, des atmosphères d'une impureté extrême[1].

Il a même constaté, depuis quelques années, une augmentation énorme du nombre de microbes par mètre cube d'air analysé au centre de Paris.

En 1884, il trouvait 3480 bactéries.

En 1893, il en trouvait 6040.

Il attribue cette augmentation au progrès de la propreté des habitants, qui s'empressent, avec plus de soin que jadis, de se débarrasser des poussières en les jetant à l'extérieur au moment de la toilette journalière des maisons.

Nous devons déplorer cette façon d'agir, qui se retourne

[1] Miquel, *les Organismes vivants de l'atmosphère*

d'ailleurs contre ceux qui l'emploient ; les germes sans cesse brassés par l'atmosphère reviennent dans les habitations, et si ce ne sont pas ceux qu'on y a soi-même jetés, ce sont ceux que les voisins y envoient à leur tour.

D'où viennent donc ces poussières qui, mises tous les jours dans la caisse à ordures, sont ensuite transportées à travers les rues, laissant partout des traces de leur passage.

Sans même venir d'un hôpital, elles peuvent provenir de chambres de malades, de convalescents, et qui oserait alors nier dans ces poussières la présence d'éléments figurés redoutables ? et ne contiennent-elles pas des desquamations épithéliales purulentes ou morbides à différents titres ?

Dès 1862, Pasteur, parlant de toutes les poussières et spores existant dans l'air, disait[1] :

« Je crois qu'il y aurait un grand intérêt à multiplier les études sur ce sujet. Il semble que les phénomènes de contagion morbide, surtout aux époques où sévissent les maladies épidémiques, gagneraient à des travaux poursuivis dans cette direction. »

Tout en ne parlant pas d'une façon spéciale de la contagiosité par l'enlèvement des immondices, Miquel[2], avant même la découverte des microbes spécifiques, admettait la contagiosité par les poussières d'une même maison, d'étage à étage, et de rue à rue.

Il expliquait ce mode de propagation des maladies épidémiques par le battage des tapis, le balayage, par la

---

[1] Pasteur, *Annales de chimie et de physique*, 1861.
[2] Miquel, *Annales de micrographie*, 1896.

production enfin d'une façon quelconque de poussières nuisibles.

N'avons-nous pas déjà suffisamment démontré que l'enlèvement des immondices est une source continuelle de poussières, et la contamination n'est-elle pas ainsi suffisamment expliquée?

Dans une chambre de malade, les vomissements, les déjections alvines, les crachats, les fausses membranes de diphtéritiques, les desquamations de scarlatineux vont souiller les tapis, le parquet, la literie, les draps, se réduisent en poudre impalpable et volent dans la chambre au moindre souffle ou au moindre coup de plumeau.

Ces poussières se déposent lentement, couche par couche, au-dessus des meubles, des cadres, des portes, des ciels de lit et, au jour du grand nettoyage, vont se mêler dans le seau à ordures avec d'autres déchets.

Ce sont ces poussières que nous avons vues s'élever au-dessus du dôme formé par les immondices dans la poubelle roulante, au moindre choc ou au plus léger coup de vent. Ce sont ces mêmes poussières que nous avons vues s'engouffrer dans le nez ou la bouche du passant, rentrer sous forme de petits nuages dans les maisons voisines et se mêler à la nourriture de gens bien portants.

Et ne croyons pas que, dans ces pérégrinations, les germes morbides soient détruits.

Comme le dit Manfredi[1], les immondices des rues sont un excellent terrain de culture pour les microbes, étant parmi les matières les plus riches en substances orga-

---

[1] Manfredi, *la Contamination des rues dans les grandes villes et particulièrement à Naples.*

niques et en azote. Au reste, il résulterait de ses recherches personnelles que dans les rues des grandes villes, les immondices sont au nombre des matières les plus riches en micro-organismes ; elles en contiennent plus que les eaux des égouts et presque autant que les excréments humains.

Il a démontré également que les micro-organismes des rues sont en grande partie de nature à résister à l'action des vicissitudes atmosphériques. La poussière sèche des rues est spécialement riche en micro-organismes vivants et l'influence de la pluie est variable.

Les petites pluies favorisent la pullulation des microbes, les grandes pluies en diminuent immédiatement le nombre.

Manfredi a décelé dans les immondices, et entre autres microbes, les bacilles typhoïdiques, qui se cultiveraient encore un mois après qu'on les a mêlés aux balayures des rues.

Karlinski[1] déclare également, à la suite de nombreuses expériences, que la durée la plus longue des pouvoirs infectieux des bacilles typhoïdiques dans le sol est de trois mois.

Elle serait moindre dans les balayures où ils sont exposés à l'humidité ou au soleil.

Vaillard[2] est parvenu à déceler la présence du bacille d'Eberth dans les poussières de planchers où avaient habité des typhiques.

Tézenas a démontré par des expériences que le bacille

---

[1] Karlinski, *Untersuchungen ueber das Verhalten der Typhusbacillen im Boden.*

[2] Vaillard, *Bulletin médical* (décembre 1889).

de Löffler persistait dans la bouche, quoique sans membrane, jusqu'à cinquante-cinq jours, et Herpin, recevant
sur la narine gauche un fragment de membrane, fut pris
consécutivement de coryza, d'angine et de paralysie.

La contagion de la diphtérie peut donc s'effectuer indi-
rectement, par l'intermédiaire de membranes ou de crachats desséchés et passés au rang de ces poussières que
l'on trouve dans les équevilles.

Roux a vu qu'un lambeau de membrane diphtéritique
enveloppé dans un linge et placé dans une armoire pouvait conserver pendant cinq mois et au delà toute sa
virulence.

Et ne peut-on pas voir dans la localisation plus fréquente des membranes diphtéritiques sur les fosses nasales,
le pharynx et le larynx, une preuve à l'appui de la contagion par les poussières de l'air.

Les autres muqueuses en effet, telles que celles de
l'anus et de la vulve qui sont moins exposées, sont aussi
bien moins souvent atteintes.

Ce qui, dans la scarlatine, nous intéresse au même
point que le bacille de Löffler ou d'Eberth pour la
diphtérie et la fièvre typhoïde, ce sont certainement ces
squames qui se produisent à la dernière période de la
maladie et qui se répandent avec une très grande facilité.
C'est par elles que la maladie se propage, et nous n'en
voulons pour preuve que les deux faits suivants :

Le Dr Grasset[1], de Riom, soignait de la scarlatine un
enfant de deux ans habitant une maison complètement
isolée, et aucun cas de scarlatine n'y avait été signalé depuis

[1] Grasset (de Riom) *Annales d'hygiène* (août 1895).

de nombreuses années, pas plus que dans la commune, ni dans les environs. Chez lui, la maladie fut d'intensité moyenne et guérit sans complication ; la desquamation commença le sixième jour.

Le Dr Grasset ne pouvait s'expliquer le mode de contagion, quand il apprit que la sœur du petit malade, âgée de neuf ans et se trouvant depuis six mois chez ses grands parents, à 40 kilomètres, avait eu la scarlatine.

Ceux-ci avaient écrit et avaient envoyé deux de ses squames que l'on avait données au jeune frère pour l'amuser.

Un autre cas du même genre fut signalé à la Société médicale du canton de Fribourg, dans sa séance du 20 janvier 1896.

Le Dr Castella [1] traitait un cas de scarlatine à Givisiez, absolument le seul qui existât dans le pays. Le contage avait été apporté par une lettre venant de Russie, d'une famille où il existait plusieurs cas de la même maladie.

Le plus souvent, en effet, les garde-malades ne prennent-elles pas les soins suffisants pour éviter la diffusion des squames ? Aussi sont-elles balayées avec les poussières des appartements, et vont-elles contribuer à accroître la quantité des immondices.

Nous ne voulons pas parler ici de la tuberculose, nous occupant exclusivement des maladies épidémiques, et tout le monde étant actuellement d'accord sur la contagion

---

[1] Castella, *Revue médicale de la Suisse romande*, 1896. — *Société médicale du canton de Fribourg* (séance du 20 janvier 1896).

de cette terrible maladie par les poussières des appartements et, par suite, par les poussières qui s'élèvent des immondices et qui ont même provenance.

Mais il est une maladie terrible, qui a fait dernièrement son apparition en Europe et sur laquelle tous les savants ont l'œil fixé, pressentant en elle le fléau qui bientôt va s'étendre et dont il faut enrayer la marche.

Nous voulons parler de la peste bubonique[1].

Les malades atteints de pneumonies pesteuses expectorent en abondance des crachats sanguinolents remplis de microbes de la peste.

Tout ce qui les entoure est souillé, et ces crachats desséchés et mêlés aux poussières de l'air, constituent un danger très grave de contamination.

Le Dr Roux a montré avec Batzaroff que, pour donner sûrement la peste bubonique au cobaye ou au singe, il suffit de badigeonner les fosses nasales de ces animaux avec un pinceau trempé dans une culture récente du virus pesteux.

Le médecin anglais Childe et les savants russes Wissokowicz et Zabolotny ont montré, au cours de leurs études faites à Porto, que très souvent chez l'homme cette pneumonie pesteuse s'installait d'emblée, et était la première manifestation de la maladie sans réactions ganglionnaires apparentes.

Le Dr Calmette admet que ce mode d'infection par les voies respiratoires est très fréquent.

---

[1] Calmette, *La peste bubonique de Porto*, conférence faite à la Société de médecine publique et d'hygiène professionnelle le 25 octobre 1899.

Ceci nous amène à parler de la voie la plus habituelle de la contagion par l'air et les poussières.

Tout en admettant la contagion par la voie intestinale, et cela surtout pour la fièvre typhoïde, nous sommes cependant plus porté à croire que l'infection par les poussières se fait par les bronches et les poumons.

« Il est démontré, dit Arnould, que les poussières ténues, les microbes spécialement, pénètrent jusqu'à la paroi des vésicules pulmonaires où elles peuvent être reprises par les globules lymphatiques[1]. » N'est-ce pas là la façon la plus naturelle d'expliquer l'infection, d'autant que, dans les voies respiratoires, le dépôt des particules flottant dans l'air obéit aux mêmes lois qu'à l'extérieur.

Ainolie Hollis[2] explique très ingénieusement l'arrivée des agents pathogènes jusqu'aux vésicules pulmonaires.

Pour lui, les particules les plus lourdes se déposent, d'après les lois de la pesanteur, dans la première partie des voies aériennes, c'est-à-dire dans le méat inférieur du nez, celui-ci étant pourvu d'un épithélium cilié comme les grosses bronches.

Les particules les plus légères auront donc le plus de chance de pénétrer profondément dans les ramifications bronchiques ; or les plus légères et les plus petites sont en général d'origine organique et contiennent les mi-crobes.

Le professeur Klebs[3] admet l'entrée de l'agent typho-

---

[1] Arnould, Congrès d'hygiène, Genève 1882.

[2] W. Ainolie Hollis, *The Lancet*, décembre 1897.

[3] Lassime, *Contribution à l'étude de la propagation de la fièvre typhoïde par l'air* (thèse de Paris, 1890).

gène par les poumons. La bronchite et la bronchopneu-
monie sont partie intégrante et l'une des premières manifestations de la fièvre typhoïde.

Le professeur Lépine[1] admet également la localisation
d'emblée du bacille typhique dans les poumons et appelle
pueumo-typhoïde, ou fièvre typhoïde pneumonique, ces
premières localisations de la fièvre typhoïde.

Dans son *Traité des maladies épidémiques*, M. le
Médecin-inspecteur Kelsch s'explique ainsi sur la voie
de la contamination[2] : « Les tendances actuelles portent à
réduire le rôle du poumon au profit de l'intestin, dans
l'absorption des agents infectieux. Nous persistons à
croire que tous les germes morbides soulevés avec les
poussières peuvent pénétrer par la voie pulmonaire ; ces
dernières ne traversent-elles pas les parois alvéolaires
et pourrait-on dénier aux agents virulents animés, une
aptitude qui appartient aux corpuscules inertes ?

« A vrai dire, la voie par laquelle s'effectue la contamination est restée jusqu'à aujourd'hui lettre close, pour la
plupart des maladies infectieuses.

« On ne peut se refuser à admettre que nombre d'agents
pathogènes, notamment ceux des fièvres éruptives, péné-
trent dans le corps par l'air atmosphérique. Mais sont-ils
déglutis et absorbés par la muqueuse digestive, ou s'intro-
duisent-ils dans les voies respiratoires pour forcer les
parois bronchiques ?

« Le catarrhe pulmonaire, qui prélude si constam-

---

[1] Lépine, article Pneumonie, *Dictionnaire de médecine et de
chirurgie pratique.*
[2] Kelsch, *Traité des maladies épidémiques.*

ment aux manifestations caractéristiques de la rougeole et de la variole, nous fait incliner vers cette dernière alternative.

« Mais on ne sait rien de précis à cet égard, et pourtant cette question est loin d'être indifférente. »

Restons, nous aussi, dans le doute ; au reste, la question qui nous occupe tout spécialement ici, et qui est la contagion par un enlèvement défectueux des immondices, est absolument en dehors de la question de la voie de la contamination. Celle-ci n'est pour nous que secondaire, et ce n'est qu'accessoirement que nous avons été appelé à en parler et à nous ranger à l'avis de Kelsch.

Nous avons vu que les immondices, et plus spécialement les fines poussières qui y sont contenues, renferment des agents pathogènes. Ceux-ci ont encore gardé toute leur virulence, étant, dans les balayures, à l'abri de la lumière et autres causes de destruction.

Trouvant là une quantité considérable de matières organiques, ils s'y développent comme dans un véritable bouillon de culture.

L'infection, nous l'avons vu, peut se faire par ces poussières, et nous avons été amené à dire qu'elle se fait le plus souvent par la voie pulmonaire.

Voyons maintenant s'il existe dans la science quelques cas de contamination par les immondices.

Palmberg[1] donne le service de la voirie et tout particulièrement l'enlèvement des immondices comme une des causes des nombreux cas de fièvre typhoïde à Helsingfors.

Mais c'est Klebs qui, le premier, attira l'attention des

[1] Palmberg, *Traité d'hygiène publique.*

hygiénistes sur l'enlèvement des immondices, démontrant pour ainsi dire géométriquement qu'il y a là une source certaine de contagion de la diphtérie[1].

En reportant chaque jour, sur un plan de la ville de Zurich, les cas de diphtérie qui y étaient signalés, en tenant compte de l'ordre chronologique, de leur développement et du point de la ville où ils avaient pris naissance, Klebs n'a pas tardé à reconnaître, que la grande majorité de ces cas se développaient le mercredi et le samedi. Il en conclut que la diphtérie avait été contractée le mardi et le vendredi, car il résultait de ses nombreuses observations qu'à Zurich, l'incubation de la diphtérie ne dépassait que très rarement vingt-quatre heures.

Or, le mardi et le vendredi sont jours de balayage général de la ville. De là, à conclure que les poussières soulevées par le balayage avaient servi à la transmission des germes diphtéritiques, il n'y avait qu'un pas, et ce pas fut franchi, lorsque le savant professeur s'aperçut également que l'on pouvait suivre sur ses plans les traînées morbides dessinant, pour ainsi dire, le chemin suivi par les tombereaux qui emportaient au loin les détritus de la ville.

C'est certainement là le plus bel exemple que nous ayons de la transmission de la diphtérie par les immondices, et, dans son « rapport sur les maladies régnantes à Lyon[2] », M. le professeur J. Teissier a complètement adopté cette opinion de Klebs.

[1] J. Teissier, *Rapport sur la propagation de la diphtérie au congrès international d'Hygiène et de Démographie* (Vienne, 1887).

[2] J. Teissier, *Rapport sur les maladies régnantes à Lyon,* 1881-1886.

Dans une thèse, inspirée également par M. le professeur J. Teissier, Rossigneux rapporte plusieurs cas de diphtérie contractée après une longue promenade, un jour de grand vent, ou bien près de l'emplacement d'un marché [1].

Les vents ont évidemment une influence très considérable sur la marche et la direction des poussières.

C'est ainsi que Miquel constate à Montsouris que l'air le plus impur arrive des collines de Belleville et de la Villette et arrive au chiffre de 40 milliards d'organismes vivants s'échappant de Paris en vingt-quatre heures.

« A chaque augmentation ou crue de microbes a succédé l'accroissement du nombre des décès par maladies zymotiques, vrais foyers de variole, de scarlatine et de diphtérie [2]. »

Dans un mémoire présenté à l'Académie de médecine belge, le Dr Froidbise [3] cite le cas de l'établissement militaire de Saint-Bernard qui, isolé et absolument indemne de fièvre typhoïde, fut contaminé à longue distance.

« Je puis, dit-il, d'une façon absolue, affirmer l'absence comme causes, de fatigue, de surmenage, d'encombrement, de malpropreté, de mauvaise alimentation ou boisson. L'eau et le sol, les latrines et les égouts sont indemnes de contamination.

« Un immense foyer d'infection existe en dehors de l'établissement, à 1800 mètres de distance. L'infection se

---

[1] Rossigneux, *Recherche sur l'étiologie de la diphtérie* (thèse de Lyon, 1890).

[2] Miquel, *les Organismes vivants de l'atmosphère*.

[3] Froidbise, *Mouvements hygiéniques*, p. 318, juillet 1893.

manifeste par places. Les vents dominant à l'époque de l'épidémie favorisaient la propagation de l'air infecté vers l'établissement contaminé et ce, sans rencontrer d'obstacle. »

On peut déjà conclure, que si les poussières soulevées par le vent sont contagieuses, les dépôts de paille, de chiffons, de papier plus ou moins souillé, les débris de balayage le sont également, par les poussières qui s'en échappent.

Le Dr Lassime[1], dans sa thèse inaugurale, tout en admettant que la fièvre typhoïde se propage 95 fois pour 100 par l'eau, cite des observations où l'air seul peut être mis en cause; air chargé de poussières, provenant toujours de déjections ou d'objets ayant servi aux typhiques et peu ou mal désinfectés.

Dans le même ordre d'idées, le professeur Brouardel[2] cite le cas de fièvre typhoïde contractée à la fois par cinq hommes employés à enlever le fumier où, quelques semaines auparavant, les déjections d'un typhique, cependant en voie de guérison, avaient été jetées.

Et ce qu'il y a de plus probant et de plus curieux, c'est que, de deux hommes employés à enlever un nouveau fumier où neuf mois avant les déjections des cinq précédents avaient été jetées, l'un prend la fièvre typhoïde et meurt.

Est-il, à présent, possible de nier la propagation de la fièvre typhoïde par les déjections et les poussières qui en

[1] Lassime, *Contribution à l'étude de la propagation de la fièvre typhoïde par l'air* (thèse de Paris, 1890).

[2] Brouardel, *Annales d'hygiène et de médecine légale*, 1897.

résultent, même à une période assez éloignée de celle où ont été jetées ces déjections ?

A propos du rôle que peuvent jouer les poussières provenant des déjections dans la propagation de la fièvre typhoïde, M. le professeur agrégé G. Roux nous a cité le fait inédit suivant, qu'il a été à même d'observer récemment :

Dans un pensionnat de jeunes filles d'une importante ville du centre de la France (plateau central) sévit, il y a deux ans, une épidémie assez grave de fièvre typhoïde, alors que les habitants de la ville restaient indemnes et que l'eau de boisson ne pouvait être incriminée. Les bâtiments du pensionnat étaient nouvellement construits, et aménagés suivant les strictes prescriptions de l'hygiène ; une enquête sévèrement conduite par les médecins de l'établissement n'avait pu faire connaître les causes de l'épidémie, lorsque M. G. Roux, visitant à son tour très minutieusement les divers locaux du pensionnat, constata dans les sous-sols, à proximité de la cuisine, une très grande pièce voûtée qui servait d'office, et qui, étant bien aéré et très fraîche, se trouvait transformée en un immense garde-manger dans lequel on conservait non seulement les légumes, les fruits, le pain, etc., mais encore les pièces de viande de boucherie suspendues au plafond ou le long des parois latérales.

Or, cet office n'était séparé de cabinets d'aisance très fréquentés que par des toiles métalliques à mailles relativement peu serrées, et les choses étaient disposées de telle sorte que l'air nouveau pénétrant dans cette pièce se trouvait être précisément celui qui, préalablement, avait séjourné plus ou moins longtemps dans les latrines voisines.

M. G. Roux rechercha alors à la surface des pièces de viande le bacille d'Eberth et le coli-bacille, il ne put déceler l'existence du premier, mais il trouva le second en grande abondance et doué d'une très notable virulence; il conseilla dès lors la désaffectation de l'office et, à partir de ce moment, les cas de fièvre typhoïde ont totalement disparu.

La démonstration n'est certainement pas mathématique, mais le fait est intéressant en lui-même et méritait d'être noté, d'autant que la recherche du coli-bacille sur d'autres pièces de viande est restée infructueuse. Les poussières venaient ici directement des latrines, mais il n'y a aucune différence entre ce mode de contagion et celui par les poussières provenant du tombereau d'immondices, car toutes ont même origine.

Au reste, d'une enquête faite dans un grand nombre de localités et en particulier à Feltham, Sunburg, Cookham, Bexby, etc., et sur laquelle nous n'avons pu malheureusement avoir de plus amples explications, il résulterait que des cas de diphtérie, de fièvre typhoïde et autres fièvres infectieuses ont été observés dans ces villes, à la suite de négligences dans le transport des immondices [1].

Dans une thèse récente, le Dr Larrouy [2] fait une étude très approfondie de la fièvre typhoïde à Toulouse, et admet un cas de propagation par les poussières virulentes, qui mérite certainement d'être signalé.

[1] 21, *Medical Report of the Local Government Board*, 1891-1892.

[2] Larrouy, *la Fièvre typhoïde à Toulouse* (thèse de Toulouse, 1897).

Les détritus et immondices déposés devant les maisons, foulés aux pieds par les habitants, broyés par le passage des voitures seraient pour lui, mêlés à la boue qui souille les rues, un excellent terrain de culture, et, attachés aux pas des passants, deviendraient un excellent moyen de dissémination des germes.

Il constate qu'à Toulouse, c'est le quartier de Saint-Cyprien qui est certainement le plus éprouvé, et est tout porté à croire à une infection par les détritus de toutes sortes provenant de démolitions, ou autres de l'intérieur de la ville, que l'on a portés dans ce quartier.

Quant à la banlieue de Toulouse, ce sont les quartiers de Chalande et de Croix-Daurade qui sont les plus atteints, et il se trouve que c'est justement là que sont portés les détritus ramassés dans les rues.

La présence de déchets et d'immondices est donc là, à coup sûr, une cause de contamination.

A ce sujet, J. Fodor a fait avec le professeur Rozsahegyi de Buda-Pesth[1] des recherches très intéressantes sur l'influence de l'habitation sur la fréquence du choléra et de la fièvre typhoïde.

Ils se sont livrés à une véritable enquête sur la salubrité des maisons de Buda-Pesth et ont confronté les résultats ainsi obtenus avec la statistique mortuaire de chaque maison pour la fièvre typhoïde et le choléra, pendant la période de 1863 à 1877.

Trois cents maisons ont été inventoriées avec le plus

---

[1] Fodor, Ueber den Einfluss der Wohnüngsverhaltnisse auf der Verbreitung von Cholera und Typhus *(Archiv für Hygiene,* 2e vol, p. 257).

grand soin : nombre d'étages, sous-sols, cours, etc..., propreté ou saleté des cours.

Nous relevons, dans ce travail, des statistiques très intéressantes en ce qui nous concerne et démontrant d'une façon mathématique le rôle énorme que joue, dans la salubrité publique, la propreté de la cour et de la maison.

Il est facile de conclure que les immondices abandonnées dans la cour ou mal enlevées sont une cause de contamination.

Voici les résultats obtenus en ce qui concerne la propreté ou saleté des cours :

	Cours très propres	Cours propres	Cours sales	Cours infectes
Maisons indemnes de choléra . .	37,1 0/0	35.3 0/0	20,7 0/0	7.2 0/0
Maisons atteintes de choléra . .	19,3 0/0	31.3 0/0	33,4 0/0	16,2 0/0
Maisons indemnes de fièvre typh.	34.8 0/0	30.4 0/0	25,2 0/0	9,2 0/0
Maisons atteintes de fièvre typh.	21,3 0/0	36,6 0/0	28,5 0/0	13,6 0/0

C'est-à-dire que dans les maisons indemnes, on a trouvé deux fois plus de cours très propres que dans les maisons atteintes.

Et qu'on n'aille pas croire que ces dernières ont eu un excédent de mortalité, parce qu'elles logent un nombre plus considérable d'habitants, car la mortalité pour 10.000 d'habitants a été de :

	Cours propres	Cours sales
Par choléra. . . .	227	697
Par fièvre typhoïde .	192	506

Ce qui revient à dire que là où la cour était mal tenue, la mortalité était triple de ce qu'elle était ailleurs.

Les deux professeurs ont obtenu les mêmes résultats en considérant la propreté intérieure des bâtiments : en effet, sur cent maisons, la mortalité a été par :

	Maisons très propres	Maisons propres	Maisons sales	Maisons infectes
Choléra . . .	2	199	268	402
Fièvre typhoïde.	165	177	182	356

D'autre part, on a eu à enregistrer pour 10.000 habitants et pendant quinze ans la mortalité suivante par :

	Maisons très propres	Maisons très sales
Choléra. . . .	90	430
Fièvre typhoïde .	162	515

En d'autres termes, dans une maison sale, il est survenu cinq fois plus de décès par choléra, trois fois plus de décès par fièvre typhoïde que dans une maison tenue proprement.

Fodor démontre ainsi, par une enquête laborieuse, les dangers d'une habitation mal tenue ; les chiffres sont, du reste, suffisamment significatifs.

Mais c'est bien pis lorsque, au lieu d'avoir affaire à une maison quelconque, l'on se trouve en présence d'un hôpital et surtout d'un hôpital de contagieux.

En 1880, Bertillon[1] signala une contagion possible par les immondices venant d'un hôpital.

[1] Bertillon, sur un mode de propagation de la variole et de la diphtérie *(Revue d'hygiène*, 1880).

Examinant le contage par les hôpitaux d'une façon gé
nérale, il fut amené à comparer les cas de variole provenant de la contamination par l'annexe de l'Hôtel-Dieu et
par l'Hôpital Laennec.

Il arrive à cette conclusion que l'annexe de l'Hôtel-
Dieu donne 6 à 7 fois plus de varioleux que l'Hôpital
Laennec.

Comment expliquer cette différence si considérable ?

A Laennec, l'habitude des infirmiers est « de jeter
immédiatement au feu les poussières balayées sur le soi
des salles de varioleux, et cela non par ordre ou par mesure
de salubrité voulue, mais parce que ce procédé leur est
plus commode », tandis qu'à l'autre hôpital « ces poussières
nécessairement riches en squames épidermiques virulentes
sont ramassées dans la boîte à ordures et portées dans un
coin du jardin, où elles sont remuées de nouveau pour être
placées sur les tombereaux chargés de l'enlèvement des
immondices ».

Bertillon remarque de plus ce fait très caractéristique,
que les varioleux sont dans un très petit espace, justement
là où passent les voitures des immondices.

N'est-ce pas là encore un fait important à signaler ? et
nous voyons que, s'il n'y a pas de faits précis avec preuves
certaines à l'appui de cas de contagion par les poussières
provenant directement de l'enlèvement des immondices, il
existe cependant un certain nombre d'observations, et en
particulier celles de Klebs et de Bertillon, qui sont absolument probantes.

L'enlèvement des immondices tel qu'il se pratique
aujourd'hui, occasionnant constamment la dispersion et
la dissémination de poussières renfermant des germes

virulents, est donc une source de contagion et de propagation des épidémies. Böllinger [1] démontre, en effet, que depuis les travaux d'assainissement, et particulièrement depuis que l'enlèvement des immondices est devenu régulier, la fièvre typhoïde est beaucoup plus rare à Dantzig, Dresde et Munich.

Rangeons-nous donc à cet axiome de Fodor qu'on ne saurait contredire :

Les épidémies des villes et des maisons sont en raison inverse des balais qu'on y dépense.

Le plus puissant auxiliaire de la santé publique est la propreté publique.

Böllinger, *Die Abnahme des Typhus in Münschen.*

CHAPITRE IV

Quelles sont les meilleures conditions dans lesquelles peut être effectué l'enlèvement des immondices ?

« La question de la collecte, du transport et du traitement des ordures ménagères mérite d'être signalée à l'attention particulière des hygiénistes, des ingénieurs et des municipalités. La collecte devra être journalière, matinale et s'opérer au moyen de récipients métalliques et de véhicules appropriés, couverts et faciles à désinfecter[1].»

Telles sont les conclusions de M. Petsche, ingénieur des ponts et chaussées, au Congrès d'assainissement et de salubrité de Paris en juillet 1895, au sujet de l'enlèvement des immondices.

Il y a, en effet, nous le croyons, des avantages énormes à faire tous les jours la collecte. En France, c'est ainsi que cela se pratique, et nous ne devons point suivre l'exemple de la ville de Londres dans l'emploi de ses *dustbin*, sorte de réservoirs, généralement en maçonnerie, en communication avec la rue et la cuisine, où on laisse s'accumuler des détritus de toutes sortes, débris organiques

---

[1] Petsche, *Congrès d'assainissement et de salubrité*. Paris, juillet 1895.

et autres. A n'en pas douter, il doit s'y produire des fermentations, des émanations désagréables, et les agents pathogènes doivent y pulluler.

Le danger que nous signalons dans ce travail doit être alors bien plus grand lorsqu'on vide ces récipients.

Doit-on mettre dans le tombereau les balayures de la rue ?

Nous croyons que le moyen le plus rapide est de les jeter dans les égouts, à condition qu'ils soient balayés par des chasses d'eau énergiques.

En Angleterre et en Amérique on balaie doucement les poussières à sec des deux côtés de la rue, et on les précipite dans les bouches d'égouts. Ceci nécessite de très grandes précautions pour que le moins possible de ces poussières soit soulevé ; et les jours de vent, ce genre de balayage devient tout à fait illusoire.

A Lyon, on procède tout différemment. Au moyen d'un arrosage fait tous les jours, été et hiver, avec une lance et à forte pression, on entraîne tout dans les égouts.

Ce procédé nous paraît assez bon, mais il faut une quantité d'eau considérable et, en hiver, cet arrosage peut présenter de sérieuses difficultés.

Reste le moyen employé à Paris, et qui, pour la plupart des villes qui n'ont pas comme Lyon l'eau en abondance, nous paraît être le meilleur.

On fait d'abord un léger arrosage au moyen de tonneaux appropriés, on balaie ensuite et on précipite le tout dans les égouts.

Le Dr Jacob Wittlin essaie de démontrer par des expériences que le procédé employé en Angleterre et en Amérique est bien supérieur. Il démontre que l'arrosage ne fait qu'accroître la virulence des germes infectieux et ne les détruit pas [1].

Mais c'est une objection qui ne nous parait pas, au point de vue de la contagion, avoir une bien grande valeur, étant donné que dans les systèmes employés à Paris comme à Lyon, tout est jeté immédiatement aux égouts, et ne séjourne pas dans la rue.

Par contre, le système de Lyon est plus rapide et donnerait au point de vue de la propreté des rues, des résultats excellents, si le pavage était plus régulier, plus homogène dans son horizontalité de surface.

Cette question élucidée, voyons quelles seraient, pour la poubelle et le tombereau, les meilleures conditions dans lesquelles ils pourraient fonctionner, et cela suivant les desiderata de l'hygiène publique.

Une réforme à faire à la poubelle actuellement employée à Lyon serait d'y ajuster un couvercle. Plusieurs maisons en possèdent déjà et il serait facile de l'imposer.

A notre avis, la poubelle fermée offrirait quelques avantages. Et d'abord, les émanations désagréables qui peuvent s'en dégager seraient par le fait supprimées. Le coin de la cour où elle est placée serait certainement plus propre, et le vent n'aurait aucune prise sur les poussières qui y sont contenues.

Le couvercle remédierait également à l'inconvénient que nous avons signalé plus haut et qui est la dissémination par les chiffonniers.

La boîte fermée, les chiffonniers, ou bien plutôt les

[1] Dr Jacob Wittlin, De l'action de l'arrosage sur la teneur en germes des poussières des rues *(Annales de micrographie*, p. 401, octobre 1896).

mendiants qui fouillent dans les caisses d'ordures seraient supprimés, et on leur accorderait seulement le droit d'aller faire leur triage au dépôt.

Il nous est arrivé de constater assez souvent que les maraîchers repartant de Lyon, leur vente une fois terminée, emportaient dans leurs voitures pour s'en servir chez eux pour fumer leurs jardins des déchets de toutes sortes, du fumier et autres immondices pris dans les poubelles qu'ils rencontraient sur leur passage. Le lendemain, et il est plus que probable qu'ils n'ont pas fait subir à leurs voitures une désinfection soignée, ils reparaissent avec le même chariot, chargé cette fois de légumes, de fruits et autres provisions.

Nous croyons qu'il y a là, sinon une source de contamination, du moins un manque total de propreté, et la poubelle fermée remédierait à cet état de chose. Les maraîchers, ne voyant et ne trouvant que des caisses fermées, n'iraient certainement pas lever le couvercle de toutes les boîtes pour voir si elles renferment quelque chose qui puisse leur servir.

On pourrait également remédier à cet inconvénient, en faisant la collecte de bien meilleure heure, avant que les maraîchers ne repartent.

L'heure de la collecte a du reste une assez grande importance car, si comme Rossigneux le propose[1], l'enlèvement des immondices se faisait la nuit, bien peu de gens certainement seraient incommodés par la poussière qui en résulte.

[1] Rossigneux, *Recherches sur l'étiologie de la diphtérie* (thèse de Lyon, 1890).

Mais il ne peut en être ainsi, et cela pour des raisons multiples. La principale est que l'enlèvement, pour être rapide et efficace, doit être fait de suite après la toilette matinale de la maison, afin que tous les déchets de la veille, les balayures des escaliers et de la cour soient déjà complètement amassés dans la poubelle.

Toutefois cependant, les tombereaux devraient avoir terminé de parcourir les rues de notre ville bien avant l'heure fixée comme limite aux adjudicataires.

Nous lisons, en effet, à l'article 5 du cahier des charges : « Le service ordinaire se fait le matin, dans toutes les rues sans exception, de 7 heures à 10 heures du 1er avril au 30 septembre, et de 8 heures à 11 heures du 1er octobre au 31 mars. »

Pourquoi ne pas commencer avant 7 heures en été et 8 heures en hiver, et pourquoi cette latitude de trois heures ? Un temps bien moins considérable devrait être accordé pour l'enlèvement total, car les rues les plus fréquentées sont ainsi empoisonnées toute la matinée par cette suite de voitures infectes. Nous verrons plus tard qu'un moyen bien simple d'activer ce service serait d'augmenter le nombre des tombereaux et des employés.

A Bruxelles, l'on est bien plus catégorique, et il est dit que les immondices sont enlevées à 7 heures du matin, du 1er octobre à fin février ; à 6 h. 30 en mars et septembre ; à 6 heures, du 1er avril au 31 août.

Ce sont certainement des heures qui conviendraient aux promeneurs, et qui n'obligeraient pas cependant les gens chargés de la propreté des habitations à être debout de trop bonne heure.

Nous arrivons maintenant aux inconvénients immédiats de l'enlèvement des immondices et à ce nuage de poussière qui s'échappe de la caisse à ordures au moment où on en déverse le contenu dans le tombereau.

Certes, nous ne voyons guère le moyen d'y remédier totalement. Si cependant les voitures étaient plus basses sur roues, comme cela se pratique à Londres, à Lille et dans d'autres villes, plus profondes et surtout moins surchargées, on obtiendrait certainement une légère atténuation du mal.

Mais avec tous les tombereaux employés actuellement, le meilleur moyen d'empêcher ce nuage de se produire, serait d'ajuster à toutes les voitures un monte-charge, tel que celui qui fonctionne à Paris.

Un ouvrier étant au sommet du tombereau, le versement devient plus facile, le seau à immondices est enfoncé plus avant et le nuage se produit dans l'intérieur même de la caisse de la voiture et ne s'en écarte guère. Ce n'est certainement pas la perfection, mais l'étanchéité du tombereau étant même parfaite, et celui-ci étant muni d'un couvercle parfait, il n'en résulte pas moins qu'au moment du chargement ce nuage se produirait.

Le seul moyen serait évidemment d'emporter toutes les poubelles et de n'en déverser le contenu qu'au dépôt. Mais c'est là une utopie, car l'augmentation énorme des voitures, des chevaux et de tout le personnel, l'obligation pour chaque maison d'avoir deux poubelles, sont autant de difficultés insurmontables.

Quant aux voitures elles-mêmes, servant à l'enlèvement des ordures ménagères, elles doivent être, dit Richard, « d'une étanchéité complète, ne doivent pas laisser perdre leur contenu en route, et il faut qu'elles puissent subir une désinfection radicale[1] ».

Telles sont les très simples exigences auxquelles il semble de premier abord qu'il soit des plus faciles de se soumettre.

Promulguées par l'hygiéniste, l'ingénieur est chargé de les appliquer. Aussi ne voulons-nous pas entrer dans des détails sur la conformation d'une voiture modèle, étanche, facile à manier et légère. Ceci est plutôt du domaine des mécaniciens et des constructeurs.

Nous voudrions cependant essayer de retenir, parmi les essais tentés dans plusieurs villes, tout ce qui pourrait servir à la confection d'un tombereau qui répondrait à peu près aux exigences de l'hygiène.

Ce qu'il faut éviter, avant tout, c'est la dissémination des matières et des poussières, le chargement une fois fait.

A coup sûr, la voiture métallique fermée, demandée par M. Petsche, serait celle qui conviendrait le mieux.

Facile à désinfecter et à laver, elle serait éminemment propre et de bel aspect. Mais comment concilier cela avec la lourdeur exagérée qu'aurait un tel matériel? Il faudrait certainement doubler la cavalerie et par suite le personnel, d'où dépenses exagérées et refus absolu des municipalités.

Par contre, si l'on veut se servir de couvercles légers, ils sont alors trop fragiles, et l'on se trouve en présence de l'écueil signalé à Lille.

Nous croyons donc que, pour le moment, ces tombereaux métalliques et couverts ne sont pas rentrés dans le

[1] Richard, *Précis d'hygiène appliquée.*

domaine pratique, et ne peut-on tout au plus s'en servir que pour certains usages particuliers tels que, par exemple, l'enlèvement des résidus des abattoirs.

C'est ce qui se fait à Paris avec les tombereaux du système Blot.

L'emploi d'une bâche recouvrant la voiture est certainement une très bonne innovation, mais il faut que ce soit une véritable bâche et non pas un simple chiffon, tout percé, qui n'en recouvre qu'une partie.

Au début, on a pu à Lyon employer des toiles imperméables, mais actuellement l'on voit bien plus souvent une simple serpillière, à travers les trous de laquelle les immondices peuvent s'échapper et tomber dans la rue.

Un contrôle permanent et très sévère devrait être exercé, et l'on devrait d'ailleurs veiller davantage à l'exécution stricte des clauses du cahier des charges, car, nous le proclamons, le premier et principal moyen actuellement utilisable de remédier aux défectuosités du régime actuel de l'enlèvement des immondices, c'est de faire exécuter ces diverses clauses.

Toutes les villes, en effet, insistent sur ce fait que les tombereaux doivent être étanchés et chargés de façon que les matières ne se répandent pas sur la voie publique.

A Paris, nous lisons à l'article 8 du cahier des charges : « Ces tombereaux doivent être solides, en bon état, parfaitement étanches, et toujours chargés de manière à ce que les matières qu'ils renferment ne puissent se répandre sur la voie publique ; ils doivent être maintenus en état de propreté [1]. »

---

[1] *Enlèvement des immondices*, cahier des charges de la ville de Paris.

Si nous nous reportons aux cahiers des charges de Saint-Etienne, de Toulouse et de Lyon, nous trouvons partout les mêmes recommandations.

Et pourquoi alors ne pas exiger, coûte que coûte, et en faisant même usage des pénalités prévues, que ces voitures soient solides et propres.

Pourquoi, puisqu'on le peut, ne pas obliger les adjudicataires à les repeindre au moins une fois par an.

Mais nous devons surtout insister sur cette partie de l'article 13 du cahier des charges de la ville de Lyon :

« Les tombereaux seront disposés et chargés de telle sorte que les matières qu'on y déposera ne puissent pas se répandre sur la voie publique. »

Cette clause gagnerait certainement à être énoncée d'une façon plus précise, et l'on devrait, comme à Saint-Etienne, exiger que les hausses dépassent toujours de 10 centimètres les matières chargées.

De plus, comme à Saint-Etienne aussi, des amendes assez fortes devraient être données toutes les fois que le moindre manque à ces différents articles serait signalé à l'administration.

Il n'est, en effet, pas possible d'éviter la chute et l'éparpillement des immondices du tombereau en marche, toutes les fois que le niveau supérieur du contenu des voitures, cessant d'être horizontal, forme un dôme plus ou moins proéminent au-dessus des hausses. L'on devrait poursuivre impitoyablement et sans se lasser la formation de ces dômes, tant qu'existera le transport dans des voitures découvertes.

Un excellent moyen, mais qui serait peut-être un peu coûteux, de supprimer ces dômes, serait l'augmentation du nombre des rondes et, par suite, une augmentation assez sensible du matériel et du personnel.

L'article 7 [1], dans son premier alinéa, dit bien que chaque ronde de nettoiement sera parcourue par un tombereau au moins, équipé de deux hommes. Mais nous n'avons vu nulle part qu'il fût stipulé qu'en cas d'insuffisance notoire pour telle ou telle ronde d'un ou plusieurs tombereaux, l'entrepreneur doive fournir de nouveaux véhicules ; il est probable qu'il en doit être ainsi, car l'enlèvement, est-il spécifié, sera complet, et continué jusqu'à parfait achèvement ; mais il est évident que l'entrepreneur, qui tient à économiser le plus possible sur le matériel, les hommes et les chevaux, fera tous ses efforts pour parachever administrativement l'œuvre qui lui est confiée, en surchargeant outre mesure ses tombereaux, et cela au grand détriment de la propreté, du bien-être et de la santé publiques.

Si donc le service de la Voirie reconnaissait que pour certaines rondes le nombre des voitures actuellement utilisées est manifestement insuffisant, nous croyons qu'il faudrait, ou mettre l'entrepreneur en demeure d'augmenter son matériel, ou consentir un léger sacrifice pécuniaire et acquérir ainsi le droit d'user de sévérité, le cas échéant, sans qu'aucune récrimination soit possible de la part des concessionnaires.

Nous rappellerons ici que la ville de Nantes, qui étudie en ce moment un projet de revision de son cahier des charges, considère précisément comme un moyen des plus

---

[1] *Enlèvement des immondices*, cahier des charges de la ville de Lyon.

efficaces de s'opposer au trop plein des voitures et à la chute des immondices, l'augmentation du nombre des tombereaux.

Nous avons déjà insisté sur l'absolue nécessité d'exclure complètement du service normal ou auxiliaire les voitures dites *jardinières* ou similaires, qui sont insuffisamment profondes et laissent passer au travers de leurs parois à claire-voie, grossièrement fermées, des matières usées de volume varié ; nous n'y reviendrons donc pas.

Ainsi donc, les tombereaux bas sur roues et profonds sont ceux qui, jusqu'à présent, semblent avoir donné le plus de satisfaction aux administrateurs et aux hygiénistes. Ils ont été adoptés à Londres et recommandés par la Société allemande d'hygiène publique. MM. du Mesnil et Journet les ont préconisés au Congrès international d'hygiène de Paris en 1889.

Puisque dans aucune ville, et particulièrement à Lyon, il ne peut être question du changement total du matériel, puisque les couvercles adaptés aux tombereaux n'ont encore donné aucun résultat pratique, nous croyons que :

L'emploi de poubelles fermées ;

L'enlèvement de meilleure heure ;

L'emploi de tombereaux bas sur roues, profonds, munis d'un monte-charge ;

L'interdiction absolue de se servir de voitures auxiliaires qui ne seraient pas du modèle indiqué plus haut ;

L'augmentation de personnel et du matériel ;

L'observation absolue, constante et stricte des clauses du cahier des charges, seraient actuellement les mesures provisoires à prendre pour améliorer sensiblement le service actuel d'enlèvement des immondices.

CHAPITRE V

Aperçu rapide sur la destruction
des immondices.

Nous n'avons pas, dans ce chapitre, l'intention de faire une étude approfondie et détaillée du traitement des gadoues et ordures ménagères.

C'est là une question très complexe et très importante, qui mérite plus de place que nous ne pouvons lui en donner.

Nous voudrions seulement jeter un coup d'œil rapide sur les différents procédés employés ou préconisés à l'heure actuelle pour la destruction des immondices, et voir quel serait le meilleur système à adopter.

Nous connaissons le mode d'enlèvement, continuons donc notre marche dans la série des transformations que l'on fait subir aux immondices, et voyons si, tout en les faisant disparaître au plus vite, on peut cependant épargner et conserver les matières qui peuvent rendre quelque service à l'agriculture.

Transportées dans un dépôt central, elles deviennent là un sérieux embarras pour l'hygiène, et « il faut à la fois les rendre inoffensives pour la santé publique et les utiliser pour restituer au sol les éléments de sa fécondité [1] ».

[1] Vallin, La destruction et l'utilisation agricole des immondices urbaines *(Revue d'hygiène*, 1897).

On n'employait guère, il y a encore quelques années, que trois systèmes pour se débarrasser de ces résidus de la vie : les jeter à la mer, les détruire par le feu, les porter dans les champs comme engrais.

Nous verrons que d'autres procédés ont été proposés, répondant mieux que les trois précédents aux desiderata de l'hygiène et aux besoins de l'agriculture.

Et d'abord, les jeter à la mer, c'est supprimer immédiatement les quelques avantages qu'ils peuvent donner comme engrais.

De plus, à New-York, où ce système était employé, on dut y renoncer pour d'autres raisons.

Le colonel Waring [1] raconte en effet que dans cette ville les immondices étant jetées tous les jours à l'entrée de la baie, les courants les ramenaient sur la plage, au grand scandale des baigneurs qui fréquentaient, mais qui ont déserté depuis, les stations de bains de mer de la côte.

Aussi a-t-on renoncé presque partout et particulièrement en France, à Marseille et à Nice, à un procédé aussi contraire aux intérêts de l'hygiène qu'à ceux de l'agriculture.

Pour servir uniquement d'engrais, et cela se pratique à Paris et à Lyon, on laisse s'accumuler les immondices dans des dépôts spéciaux et, au bout de cinq à six mois, on les emporte en partie sur des bateaux, en partie en chemin de fer.

Mais il résulte de ces transports des incommodités et des causes d'insalubrité.

[1] Waring, *A Report on the final disposition of the Wastes of New-York*, 1896.

Au moment du chargement, du déchargement, et même pendant la route, ils peuvent être une source de contamination. Les wagons peuvent stationner dans les gares, car si un arrêté ministériel du 27 mai 1897 dit que les gadoues doivent être chargées de voiture à wagon dans un délai de deux heures à partir de l'entrée en gare, le départ des wagons ainsi chargés peut être différé, aucun délai n'étant fixé par le même arrêté.

De plus, les gadoues ne pouvant être utilisées comme engrais qu'à des époques déterminées suivant les besoins de la culture, on les accumule en tas recouverts, où elles se transforment en engrais et d'où il se dégage, pendant le premier mois, des odeurs intolérables.

Ces masses qui s'accumulent ainsi occasionnent à la ville des frais considérables. Il y a quelques années, on pouvait les vendre avec profit ; actuellement, elles imposent à Paris une dépense annuelle de « deux millions de francs ».

Le moyen qui paraît être le plus pratique et le moins dispendieux pour se débarrasser de ces ordures serait évidemment de les brûler, d'autant plus qu'au point de vue purement hygiénique, il est certain que rien ne vaut la destruction par le feu.

En temps d'épidémie d'ailleurs, c'est le procédé de choix, car il faut se préoccuper du danger que feraient courir aux campagnes et à la banlieue les immondices provenant d'une ville où règne une violente épidémie de fièvre typhoïde, de choléra ou de dysenterie.

Il pourrait même arriver que les communes suburbaines refusent de recevoir ces gadoues, par crainte de l'épidémie.

Et ce ne sont pas seulement les pays où l'on se sert des immondices comme engrais qui ont à se plaindre de ce système, les habitants de la ville même d'où elles proviennent en reçoivent le contre-coup.

En effet, à la suite de très nombreuses analyses bactériologiques qualitatives, qui lui ont démontré que le colibacille très virulent existait en très grande abondance à la surface des légumes mangés crus tels que : salades, cresson, petites raves, céleris, etc., provenant des jardins maraîchers avoisinant Lyon et recevant comme fumure soit le produit des vidanges, soit les ordures ménagères urbaines, M. G. Roux tend à penser que ces légumes peuvent jouer un rôle étiologique beaucoup plus considérable qu'on ne croit dans la production et la propagation des cas de fièvre typhoïde à Lyon.

Cette manière d'envisager les choses parait, en somme, des plus logiques. et les citadins deviendraient ainsi les victimes des défectuosités si accusées de l'enlèvement et de l'utilisation agricole des gadoues par le retour dans leur propre maison, avec certains aliments, des germes nocifs, pathogènes qui avaient été déplacés mais non détruits.

Par contre, il résulte des études et des essais faits par M. Petsche[1], à l'usine du quai de Javel à Paris, que la destruction pure et simple, si elle constitue une solution hygiénique et pratique, est très coûteuse. L'incinération coûterait à Paris trois millions et demi au lieu de deux millions que coûte le service actuel.

[1] Essai à Paris de destruction par le feu des ordures ménagères, Petsche, ingénieur des ponts et chaussées (Génie sanitaire. juin 1896).

A Londres, on brûle les balayures après triage préalable, dans des fours spéciaux placés dans un vaste terrain et il n'en résulte aucune incommodité. Les fours sont de deux sortes. Dans les nouveaux, les balayures sont jetées par une ouverture faite dans la voûte. Un vaste grenier au niveau du haut des fours sert à l'emmagasinement des balayures qui y sont élevées au moyen de monte-charges.

Dans les anciens fours, au contraire, les balayures sont jetées par l'orifice d'entrée.

Communiquant avec une haute cheminée, ils sont pourvus d'appareils spéciaux pour la combustion de la fumée.

Sur leurs côtés se trouvent des places couvertes pour le triage des ordures qu'on ne peut brûler.

Les matières grossières comme le foin, la paille, les chiffons, les morceaux de bois, etc., sont d'abord séparés.

Les ouvriers ont le droit, pendant les heures de repos, de recueillir pour eux autant de morceaux de bois qu'ils le veulent.

Les matières grossières étant ainsi mises de côté, on procède de la manière suivante pour les autres :

Les ouvriers sont divisés en groupes composés d'un homme avec une pelle et de quatre à cinq femmes ayant chacune un tamis grossier.

Les ordures étant jetées dans chaque tamis, les matières poussiéreuses (cendres de houille en général) se séparent; le reste est mis en tas ou dans des paniers suivant la nature des ordures.

Les chiffons, papiers, vieux souliers, fer, verre, os, morceaux de porcelaine et d'argile, coquilles d'huîtres, bouteilles, écales, tiges et feuilles de légumes, forment ainsi des tas séparés.

Il reste encore des petits morceaux de charbon et de coke qui sont entassés séparément.

Les chiffons et le papier sont mis en balles et expédiés à des papeteries ; les vieilles chaussures sont exportées en Allemagne et en France : le fer est envoyé dans des fonderies ; le verre, divisé en trois qualités différentes par de jeunes garçons, est vendu à des verreries ; les os sont expédiés à des moulins, les morceaux de porcelaine et d'argile, ainsi que les scories des fours servent comme matériaux de construction des chaussées. Les bouteilles et les pots sont employés de nouveau.

Le charbon et la cendre, envoyés dans des briqueteries, s'emploient l'un pour le chauffage, l'autre pour être mélangée à l'argile des briques.

Un broyeur spécial, composé de cylindres horizontaux tournant circulairement sur un plan, broie les coquilles d'huîtres. La poudre ainsi formée est employée dans les fabriques de porcelaine.

Les matières molles, végétales ou animales *(soft score)* sont brûlées[1].

Mais cette incinération avec criblage préalable, quoique meilleure que la destruction pure et simple par le feu, prive encore l'agriculture de beaucoup de richesses fertilisantes qui sont ainsi détruites.

Nombre d'essais ont été faits dans ce sens, mais tous ont mêmes inconvénients.

Le colonel Waring[1] proposait, à New-York, de garder

---

[1] Palmberg, *Traité d'hygiène publique.*

[1] Waring, *A Report of the final disposition of the Wastes of New York.*

dans les maisons et dans des récipients séparés, toutes les matières combustibles, telles que le papier, les débris organiques et de les brûler dans le foyer de la maison. Mais il faudrait avoir chez soi deux récipients et les matières organiques brûlant dans le fourneau produiraient des odeurs insupportables.

Le procédé proposé par A. Kozloff et Liapounoff[1] est l'incinération dans un foyer spécial placé dans chaque maison de toutes les immondices et déjections humaines.

Ils l'ont essayé à l'orphelinat de Kazan. C'est un procédé qui supprime comme engrais toutes les richesses de ces matières et qui, pour cette raison, ne saurait être employé.

Au Congrès d'hygiène de Madrid, le Dr Weyhl de Berlin[2], rendant compte des travaux de la Commission internationale nommée à Budapest en 1894, se déclare partisan de l'incinération des gadoues.

Cependant, le Dr Launay de Paris, fait des restrictions et demande, avant de se prononcer, d'attendre le prochain Congrès de 1900, les immondices pouvant rendre à l'agriculture de réels services.

Un autre procédé que nous ne voulons pas passer sous silence, car dans la séance du 27 mars 1899, le Conseil municipal de Paris l'a voté pour les ordures ménagères des IIe et IIIe arrondissements est le traitement par le broyage.

---

[1] Kozloff et Liapounoff, Communication faite à la Société médicale de la Faculté de Kazan.

[2] Weyl, *Hygiène des voies publiques*, Congrès d'hygiène de Madrid (séance du 3 avril 1898).

C'est le procédé Tenin et Serrin de Saint-Ouen. Le broyage des gadoues, telles qu'elles proviennent des tombereaux des boueurs, se fait à l'aide de roues puissantes, et cette pulvérisation aurait l'avantage de rendre l'engrais plus homogène et de permettre une répartition plus égale de la matière fertilisante sur toute la surface du champ.

Mais il est un procédé employé à Philadelphie et à New-York, rapporté par Livache[1] et dont Vallin fait un exposé très complet, dans lequel on pourrait peut-être voir la solution la plus pratique, en même temps que la plus conforme aux intérêts de l'hygiène.

C'est le procédé dit procédé Arnold, auquel un ingénieur français, M. Le Blanc, a apporté quelques modifications heureuses[2].

Un grossier criblage a d'abord l'avantage d'éliminer les pierres, les tessons de bouteilles, les débris de porcelaine, de verre, de fer blanc, toutes matières qui peuvent blesser les pieds des hommes, des chevaux et des bœufs de labour quand on les répand avec l'engrais.

On verse les gadoues directement dans de grands digesteurs en tôle d'acier à fermeture hermétique et l'on détermine la cuisson en lançant dans les cylindres de la vapeur à 4 ou 5 atmosphères de pression.

M. Le Blanc a remplacé la vapeur dormante par la vapeur fluente surchauffée, qui pénètre plus vite et plus

[1] Livache, Procédés de traitement des ordures ménagères à Philadelphie et à New-York *(Bulletin d'encouragement pour l'industrie nationale*, février 1897).

[2] Vallin, La destruction et l'utilisation agricole des immondices urbaines *(Revue d'hygiène*, 1897).

également les masses de gadoues entassées dans les digesteurs.

Au bout de cinq à sept heures de cuisson, on laisse la
vapeur se condenser, en envoyant au besoin les buées
odorantes dans un cylindre où elles se condensent grâce
à l'injection d'eau froide.

On laisse alors couler les liquides et jus dans un vaste
récipient qui peut en contenir jusqu'à 250 tonnes. La
matière vient former à la surface, sous forme d'émulsion
grasse, une couche épaisse qui est recueillie avec soin
pour la vente.

La graisse est recueillie à part et la vente couvre en
grande partie les frais de l'opération totale qui devient
ainsi rémunératrice.

Après égouttage, la masse cuite est prise à la pelle et
soumise à l'action de presses mécaniques puissantes ; au
sortir de celles-ci elle est desséchée et remuée à l'aide de
palettes à mouvement très rapide, tournant dans des cylindres longs et étroits dont l'enveloppe extérieure est chauffée
par de la vapeur.

La masse séchée passe dans des moulins broyeurs puis
est tamisée; les chiffons et les débris volumineux ainsi
séparés sont mélangés au charbon et servent à chauffer le
générateur.

La poudre sèche qui résulte de ces transformations est
très recherchée des cultivateurs.

Voici, rapidement exposé, le procédé Arnold, qui permet
à la fois de se débarrasser des immondices et d'en obtenir
un excellent engrais.

Aucune odeur ne se dégage de ces transformations et
les maisons voisines n'ont pas à en souffrir.

Quoi qu'il en soit, il est certain que cette obsédante question des ordures urbaines est depuis peu d'années, entrée, dans une voie nouvelle.

La cuisson en vases clos semble concilier tous les intérêts.

Nous n'avons certes pas la prétention d'avoir exposé tous les procédés de destruction des gadoues, mais nous avons cherché à avoir une idée précise sur chacun.

Il est évident que, par exemple, les fours d'incinération ne sont pas tous construits suivant le même modèle.

Des différences de détail abondent suivant le constructeur, mais le principe reste le même.

C'est pour cela qu'après avoir indiqué les différents moyens employés jusqu'ici, nous avons analysé le système en usage à Londres, celui-ci pouvant servir de type à tous les procédés d'incinération après criblage préalable.

Nous avons, enfin, indiqué l'orientation nouvelle, et avons exposé le procédé Arnold, ou de destruction par la cuisson en vase clos, qui permet, tout en détruisant ce qui peut être nuisible à la santé publique, de conserver à l'agriculture tout ce qui peut lui rendre service.

Cette question des gadoues est d'ailleurs, à l'heure actuelle, tout à l'ordre du jour, et de même que nous avons commencé ce travail par une citation toute récente, nous pouvons le terminer par un extrait de l'ordre du jour du Conseil municipal de Paris voté le 27 mars 1899, et qui indique bien toute l'importance attachée à cette question :

« Le préfet de la Seine a été, en outre, invité à étudier les diverses propositions faites en vue de traiter les ordures ménagères, et à présenter au Conseil, avant le mois de juillet, un mémoire énonçant ces propositions, en vue d'assurer, de la manière la moins onéreuse pour la ville de

Paris, l'enlèvement des boues et ordures ménagères à partir du 16 juillet 1901.

« M. le Préfet est invité à présenter en même temps que son mémoire un projet de création d'usines municipales pour le traitement scientifique des ordures ménagères. »

Espérons qu'au prochain Congrès d'hygiène, qui va s'ouvrir à Paris en 1900, cette question va enfin trouver une solution définitive, et que l'enlèvement et la destruction des immondices urbaines se feront désormais sans aucun danger pour l'hygiène publique.

CONCLUSIONS

I. — L'enlèvement des immondices urbaines, tel qu'il se pratique actuellement en France et à l'Etranger, présente de sérieux inconvénients au point de vue de la propreté des rues. Il peut devenir, en certains cas, une source de contagion et de propagation des maladies épidemiques.

II. — C'est par l'intermédiaire des poussières soulevées pendant le chargement et le transport des immondices que peuvent se produire les cas de contagion et aussi, par le retour à la surface des légumes mangés crus et de certains fruits, des germes morbides qui ont été apportés par les ordures ménagères employées comme engrais sans préparation préalable.

III. — Il faut donc éviter avant tout la dissémination des poussières et, à plus forte raison, la chute sur les voies publiques de débris assez volumineux, tels que chiffons, pansements souillés, etc.

Pour cela, quelques modifications doivent être apportées dans le matériel déjà existant en attendant que soit opérée une transformation complète.

Mais il serait, à la rigueur, possible de remédier sensiblement à cet état de choses en exigeant l'application stricte de toutes les clauses des cahiers des charges imposés par la plupart des grandes municipalités françaises et notamment par celle de la ville de Lyon.

IV. — Quant à la destruction des gadoues, question toute à l'ordre du jour, le procédé de la cuisson en vases clos a le double avantage de détruire les germes infectieux et de conserver un précieux engrais à l'agriculture. Ce nous paraît être, à l'heure actuelle, le procédé répondant le mieux aux desiderata de l'hygiène publique.

BIBLIOGRAPHIE

Ainslie Hollis, The Lancet, décembre 1897.

Arnould, Nouveaux éléments d'hygiène.

Arnould, Congrès d'hygiène, Genève, 1882.

Bertillon, Sur un mode de propagation de la variole et de la diphtérie, Revue d'hygiène, 1880.

Böllinger, Die Abnahme des Typhus in Münschen.

Bordas, Prix Montyon, 1889.

Brouardel, Annales d'hygiène et de médecine légale, 1887.

Calmette, La peste bubonique de Porto. Conférence faite à la Société de médecine publique et d'hygiène professionnelle, le 25 octobre 1899.

Castella , Revue médicale de la Suisse romande, 1896. — Société médicale du canton de Fribourg, Séance du 20 janvier 1896.

Douglas Cunningham, Microscopic Examinations of air, Calcutta, 1873.

Enlèvement des immondices. — Cahier des charges des villes de Lyon, Paris, Saint-Etienne, Toulouse, etc.

Ferrand, Des fumiers, de leurs rapports avec les maladies infectieuses, Lyon médical, 1885.

Fodor, Ueber den Einflüss der Wohnüngsverhaltnisse auf der Verbreitung von Cholera und Typhus (Archiv für Hygiene, 2 vol., p. 257).

Froidbise, Mouvement hygiénique (juillet 1893, p. 318).

GRASSET (de Riom), Annales d'hygiène, août 1895.

KARLINSKI, Untersuchungen ueber das Verhalten der Typhus-bacillen im Boden.

KELSCH, Traité des maladies épidémiques.

KOZLOFF et LIAPOUNOFF, Communication faite à la Société médicale de la Faculté de Kazan.

LARROUY, La fièvre typhoïde à Toulouse (thèse de Toulouse, 1897).

LASSIME, Contribution à l'étude de la propagation de la fièvre typhoïde par l'air, thèse de Paris, 1890.

LAUNAY, Congrès d'hygiène de Madrid. — Séance du 13 avril 1898.

LÉPINE, Article Pneumonie. — Dictionnaire de médecine et de chirurgie pratique.

LIVACHE, Procédés de traitement des ordures ménagères à Phila-delphie et à (New-York, Bulletin d'encouragement pour l'industrie nationale, février 1897).

MACÉ, Traité de bactériologie.

MANFREDI, La contamination des rues dans les grandes villes et particulièrement à Naples.

Medical Report of the Local Governement Board, 1891-92.

DU MESNIL, Enlèvement et transport des immondices et ordures ménagères.

MIQUEL, Annales de micrographie, 1896.

MIQUEL, Les organismes vivants de l'atmosphère.

PALMERG, Traité d'hygiène publique.

PASTEUR, Annales de chimie et de physique, 1862.

PETSCHE, Congrès d'assainissement et de salubrité, Paris, juillet 1895.

PETSCHE, Génie sanitaire, juin 1896.

PFUHL, Zeitschrift für Hygiene, XIV, p. 1, 1893.

RICHARD, Précis d'hygiène appliquée.

ROSSIGNEUX, Recherches sur l'étiologie de la diphtérie, thèse de Lyon, 1890.

ROUX (G.), Précis de microbie et de technique bactérioscopique.

ROUX (G.), Rapport adressé à M. le Maire de Lyon au sujet de l'enlèvement des immondices.

Teissier (J.), Rapport sur les maladies régnantes à Lyon, 1881 à 1886.

Teissier (J.), Rapport sur la propagation de la diphtérie au Congrès international d'hygiène et de démographie, Vienne, 1887.

Vaillard, Bulletin médical, décembre 1889.

Vallet, thèse de Lyon, 1892.

Vallin, La destruction et l'utilisation agricole des immondices urbaines (Revue d'hygiène, 1845).

Vincey, Les gadoues de Paris et l'agriculture du département de la Seine (Mémoires de la Société d'agriculture, t. CXXXVIII, 1896).

Waring, A Report on the final disposition of the Wastes of New-York.

Weyl, Hygiène des voies publiques, Congrès d'hygiène de Madrid. Séance du 13 avril 1898.

Wittlin-Jacob, De l'action de l'arrosage sur la teneur en germes, des poussières des rues (Annales de micrographie, p. 401. octobre 1896).

TABLE

Avant-Propos.   5

Introduction   7

Chapitre premier. — Mode actuel d'enlèvement des immondices en France (et plus particulièrement à Lyon), en Angleterre, en Ecosse, Belgique, Allemagne, Autriche, Suède et en Finlande.   13

Chapitre II. — Défectuosités et inconvénients résultant du mode actuel d'enlèvement des immondices urbaines   32

Chapitre III. — Comment l'enlèvement des immondices urbaines devient une source de contagion et de propagation des maladies épidémiques   40

Chapitre IV. — Quelles sont les meilleures conditions dans lesquelles peut être effectué l'enlèvement des immondices ?.   62

Chapitre V. — Aperçu rapide sur la destruction des immondices   73

Conclusions.   85

Bibliographie.   87

Lyon. — Imp. A. Rey, 4, rue Gentil. — 21820